Diener

Der Migräne-Therapiekompass

QUALITÄTS-GARANTIE

Liebe Leserin, lieber Leser,

wenn es um die eigene Gesundheit geht, darf man nichts dem Zufall überlassen. »Für eine bessere Medizin und mehr Gesundheit im Leben«: So lautet das Qualitätsversprechen der Marke Thieme. Ärztlich Tätige, Pflegekräfte, Physiotherapeuten oder Hebammen – sie alle verlassen sich darauf, dass sie von Thieme, dem führenden Anbieter von medizinischen Fachinformationen und Services, die entscheidenden Informationen zur richtigen Zeit am richtigen Ort bekommen. So können sie die Menschen, die sich ihnen anvertrauen, bestmöglich unterstützen. Auch Sie können sich auf die TRIAS Ratgeber mit dem Thieme Qualitätssiegel verlassen! Diese Informationsangebote helfen Ihnen dabei, die richtigen Entscheidungen zu treffen, wenn es um Ihre Gesundheit geht, selbst daran mitzuwirken, gesund zu werden, sich gesund zu erhalten oder das Fortschreiten einer Erkrankung zu vermeiden. Mit einem TRIAS Titel aus dem Hause Thieme überlassen Sie Ihre Gesundheit nicht dem Zufall!

Ihr TRIAS Team

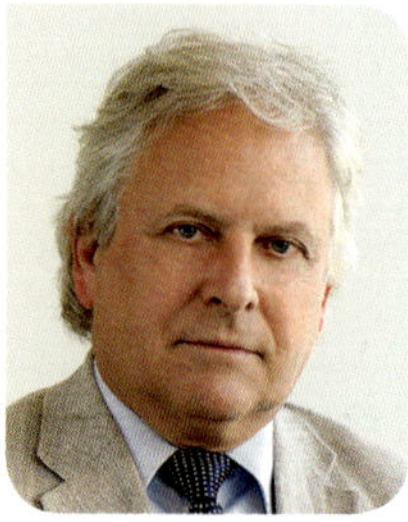

Prof. Dr. med. Hans Christoph Diener hat seine klinischen Kenntnisse im Bereich Migräne und Kopfschmerz als Arzt in Deutschland, den Vereinigten Staaten und Australien erworben. 1989 übernahm er den Lehrstuhl für Neurologie an der Universität Duisburg-Essen und wurde Direktor der Universitätsklinik für Neurologie. Er gründete und leitete das Westdeutsche Kopfschmerzzentrum in Essen, welches sich innerhalb kürzester Zeit zum zweitgrößten Kopfschmerzzentrum in Deutschland entwickelte. In diesem Kopfschmerzzentrum wurden zahlreiche Studien zur Häufigkeit der Migräne, zu den Ursachen und zur Behandlung durchgeführt. Der Autor ist federführender Verfasser der Leitlinien der Deutschen Gesellschaft für Neurologie und der Deutschen Migräne- und Kopfschmerzgesellschaft zur Therapie der Migräne und des Dauerkopfschmerzes durch Übergebrauch von Schmerz- oder Migränemitteln. Seit 2016 arbeitet Prof. Diener am Institut für Medizinische Informatik, Biometrie und Epidemiologie der Universität Duisburg-Essen. Er ist dort Direktor der Abteilung für Neuro-Epidemiologie.

Prof. Dr. med. Hans Christoph Diener

Der Migräne-Therapiekompass

Migräneattacken vorbeugen: Welche Medikamente und andere Therapien wirklich helfen

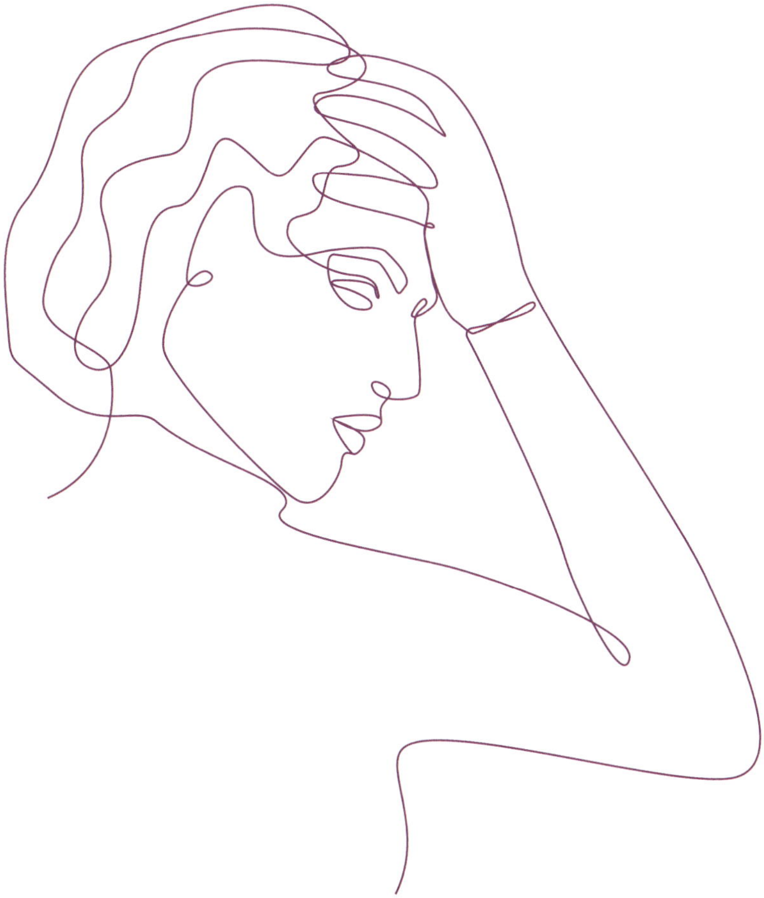

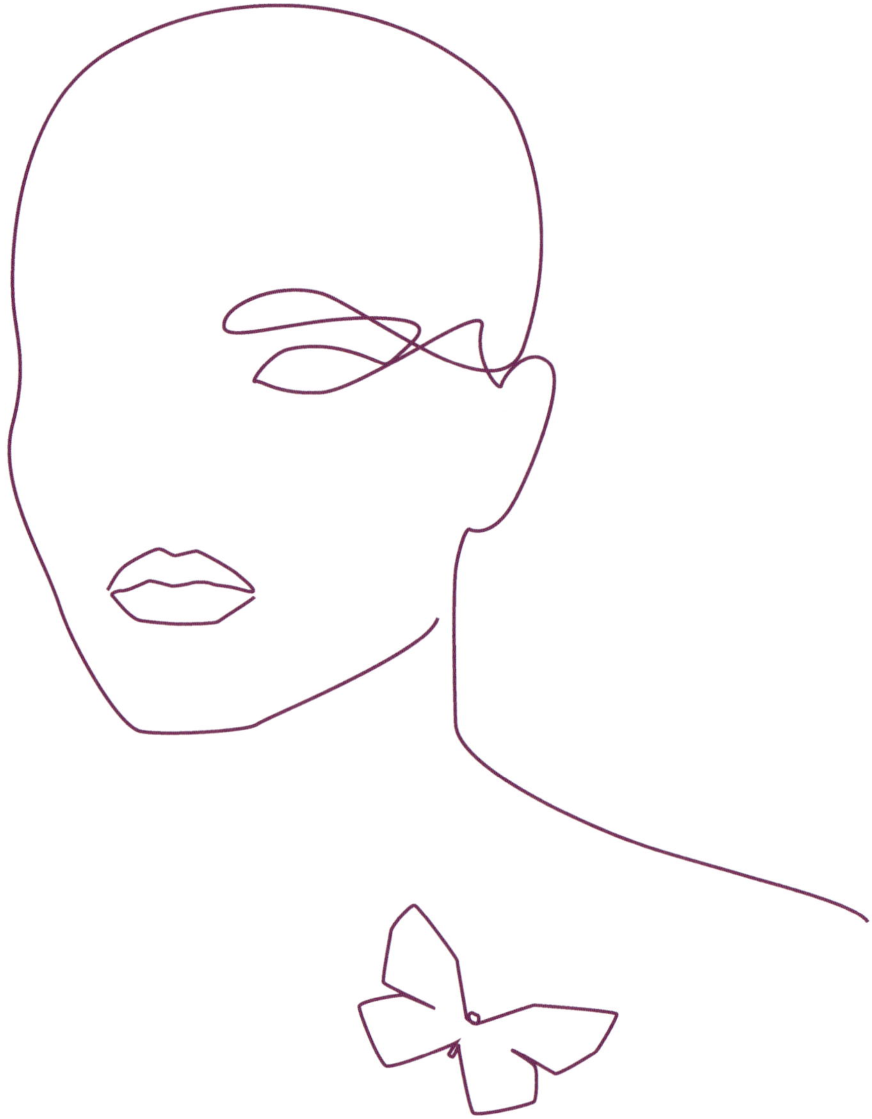

Liebe Leserinnen, liebe Leser,

Etwa 12–14% aller Frauen und 6–8% aller Männer in Deutschland leiden unter Migräne. Dieser Therapiewegweiser »Migräne« erklärt zunächst, was eine Migräne ist und wie diese zustande kommt. Danach werden die Möglichkeiten zur Behandlung akuter Migräneattacken aufgezeigt. Für Menschen mit häufigen oder schweren Migräneattacken steht eine vorbeugende Migränebehandlung, die sogenannte Migräneprophylaxe, zur Verfügung. Hier gibt es medikamentöse Maßnahmen und nicht medikamentöse Therapien. Diese werden ausführlich dargestellt und dabei finden insbesondere neue wissenschaftliche Erkenntnisse Eingang in die Therapieempfehlungen. Nach Möglichkeit sollten nicht medikamentöse und medikamentöse vorbeugende Maßnahmen kombiniert werden. Zudem werden praktische Tipps gegeben, wie man am besten mit der Migräne umgeht. Am Schluss werden einige Mythen, die sich gerne um die Migräne ranken, aufgeklärt.

Dieser Ratgeber entstand mithilfe von Frau Nora Burre, die als Betroffene und Migräne-Coach viel Wissen einbringen konnte.

Ich wünsche allen Lesern, dass die Ratschläge, die sie in diesem Buch erhalten, dazu beitragen, dass ihre Migräne besser wird und sie lernen, wie sie besser damit leben können.

Prof. Dr. med. Hans Christoph Diener, Frühjahr 2021

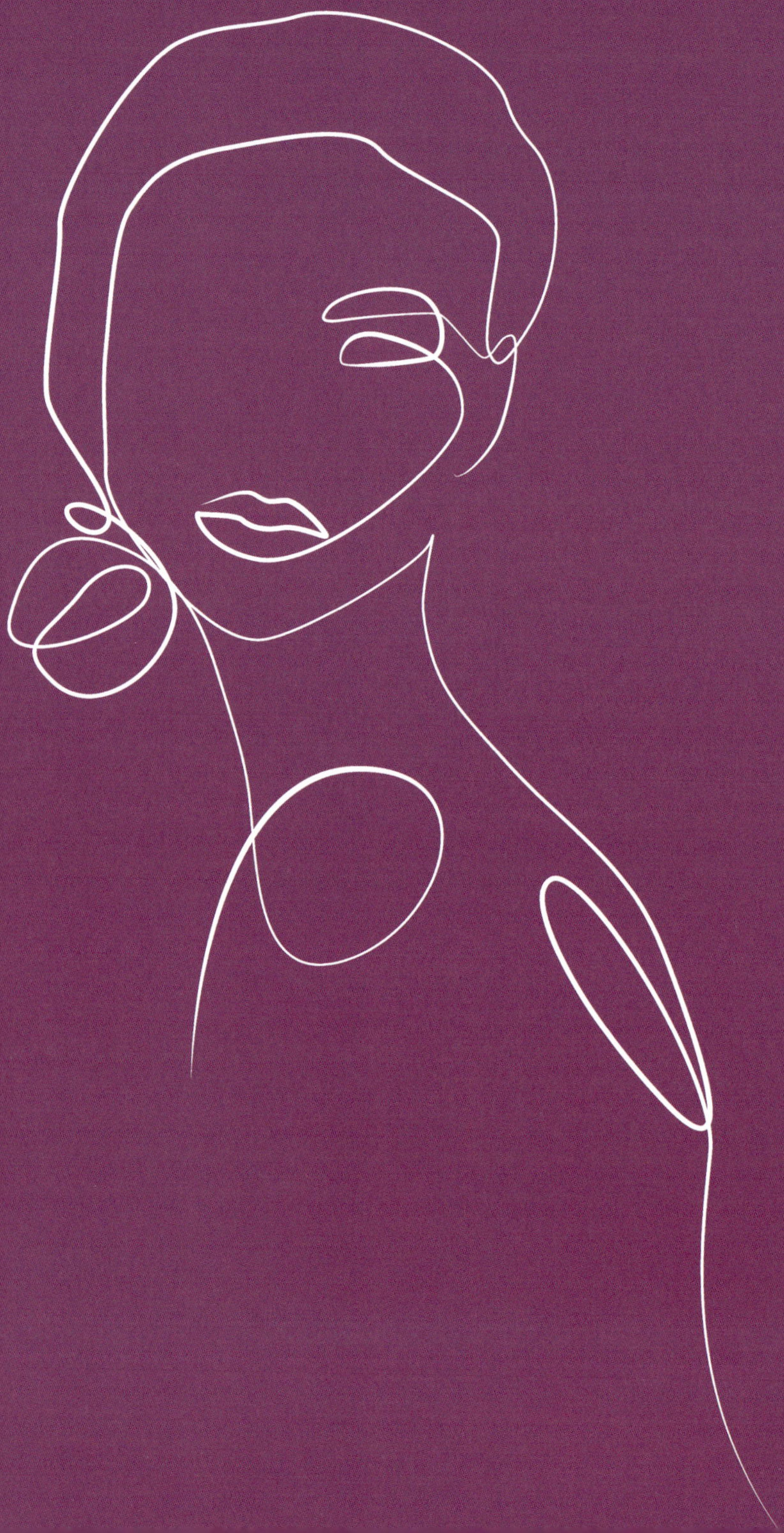

Kopfschmerzarten und ihre Diagnose

In diesem Teil verschaffen Sie sich einen Überblick, welche Kopfschmerzarten es gibt und wie man herausfinden kann, unter welcher Form man leidet.

Erkennen und untersuchen lassen

Auch ohne Arzt kann man sich im ersten Schritt darüber klarwerden, um welche Art von Kopfschmerz es sich handelt und ob es dann nötig ist, einen Arzt aufzusuchen.

Mit einer genauen Beobachtung und dem Wissen über die gängigsten Kopfschmerzarten und ihre Unterscheidung können Sie beschließen, einen Arzt aufzusuchen oder nicht. Sie geben damit auch dem behandelnden Arzt wertvolle Hinweise für Untersuchungen, die der Sache auf den Grund gehen können.

Welche Kopfschmerzarten gibt es?

Die Internationale Kopfschmerzgesellschaft zählt über 350 Arten von Kopfschmerzen. Darunter sind zwei ganz besonders häufig: der episodische Spannungskopfschmerz und die Migräne. Dieser Ratgeber konzentriert sich auf die Migräne.

Prinzipiell wird zwischen sogenannten primären und sekundären Kopfschmerzen unterschieden. Bei primären Kopfschmerzen wie Migräne ist der Kopfschmerz die eigentliche Krankheit. Bei den sekundären Kopfschmerzen sind die Schmerzen Symptome einer anderen Erkrankung, wie beispielsweise einer Hirnhautentzündung, eines Hirntumors, einer Blutung ins Gehirn, oder Folge einer traumatischen Schädigung des Gehirns durch einen Unfall.

- primäre Kopfschmerzen:
  - Migräne
  - Spannungskopfschmerz
  - Clusterkopfschmerz
- sekundäre Kopfschmerzen:
  - Kopfschmerzen nach Schädel-Hirn-Trauma
  - Hirntumor

- Druckänderungen des Nervenwassers (Liquor)
- Schlaganfall, Hirnblutung
- Hirnhautentzündung

Häufig werden primäre Kopfschmerzen von Patienten fälschlicherweise als Symptom einer »Ursache« verstanden. Dies führt dazu, dass sie sich bemühen, die sogenannte Ursache zu suchen. Daher ist es für jeden Patienten wichtig zu verstehen, um welche Kopfschmerzart es sich handelt.

Die Migräne zeichnet sich insbesondere durch einen starken einseitigen, pulsierenden oder pochenden Kopfschmerz aus. Häufig gehen diese Schmerzattacken mit Begleiterscheinungen wie Lichtempfindlichkeit, Lärmempfindlichkeit, Übelkeit oder Erbrechen einher. Die Schmerzen verstärken sich bei körperlicher Betätigung.

Beim Spannungskopfschmerz klagen Patienten stattdessen über einen dumpfen, drückenden beidseitigen Kopfschmerz. Der Clusterkopfschmerz ist ein sehr starker Schmerz im Augen-/Schläfenbereich, der meist für eine Dauer von 15 Minuten bis drei Stunden auftritt. Typische Begleiterscheinungen sind unter an-

Symptome der Migräneattacke

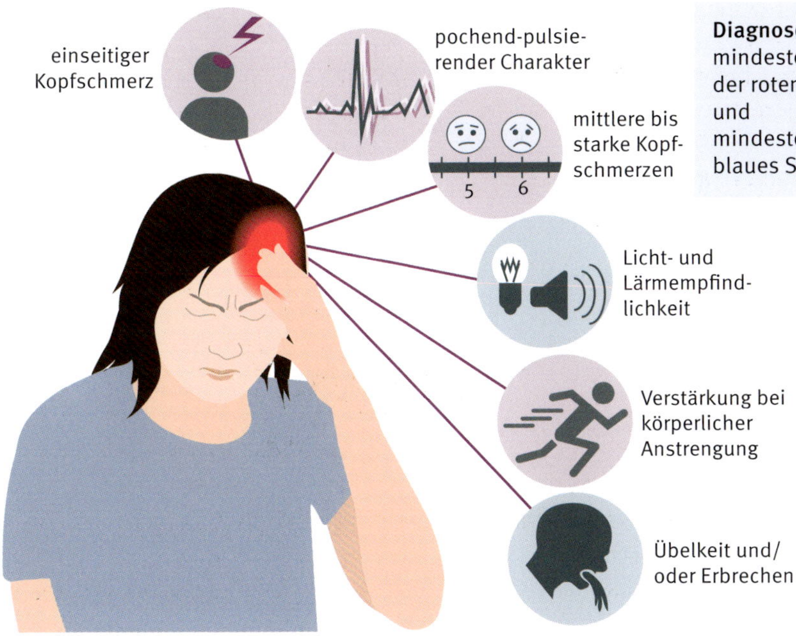

Diagnosekriterien: mindestens zwei der roten Symptome und mindestens ein blaues Symptom

derem Augentränen, Augenrötung, Nasenlaufen, Ptosis (hängendes Augenlid), Miosis (enge Pupille) oder körperliche Unruhe.

Warnzeichen sekundärer Kopfschmerzen sind:

- Donnerschlagkopfschmerz
- neu auftretender Kopfschmerz nach dem 50. Lebensjahr
- Kopfschmerz »wie noch nie«
- Kopfschmerz mit ungewöhnlichen Begleitsymptomen (z. B. hohes Fieber oder Nackensteifigkeit)
- Auffälligkeiten im neurologischen Befund
- psychiatrische Auffälligkeiten (Verwirrtheit, Halluzinationen)
- Krampfanfall
- Kopfschmerz nach Verletzungen

Mit den folgenden Kopfschmerztests können Sie herausfinden, welche Kopfschmerzart Sie wahrscheinlich haben. Selbstverständlich sollte die Diagnose aber immer von einem Neurologen gestellt werden, da es zum Beispiel auch Mischformen gibt.

Migränekopfschmerz

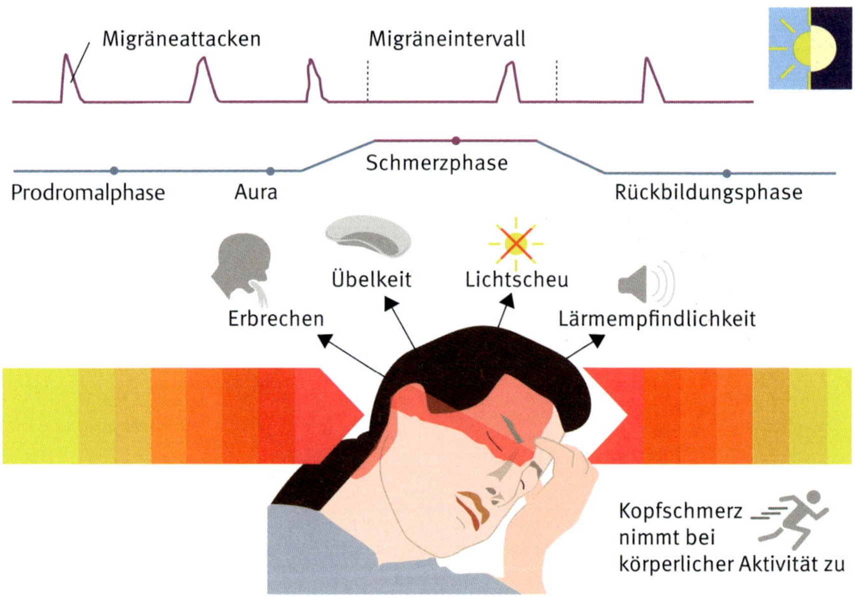

I care Krankheitslehre. 2., überarbeitete Auflage. Stuttgart: Thieme; 2020. Abb. nach Rohkamm R, Kermer P, Hrsg. Taschenatlas Neurologie. 4. Auflage. Stuttgart: Thieme; 2017

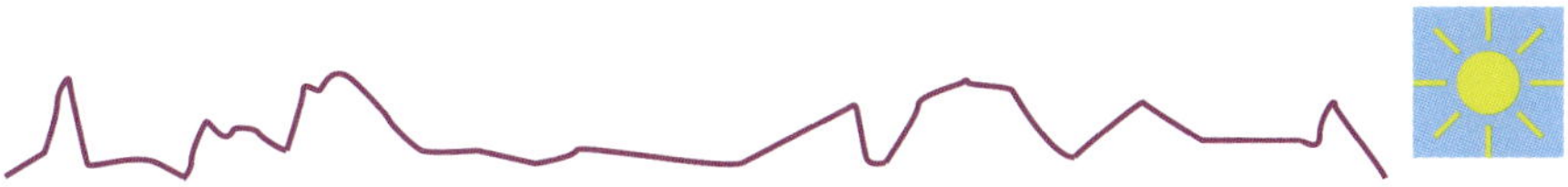

anhaltend mit wechselnder Intensität, tagsüber

- Kopfschmerz dumpf-drückend
- Kopfschmerz im ganzen Kopf
- kein Erbrechen
- keine Licht- oder Lärmempfindlichkeit
- wird durch körperliche Belastung nicht schlechter

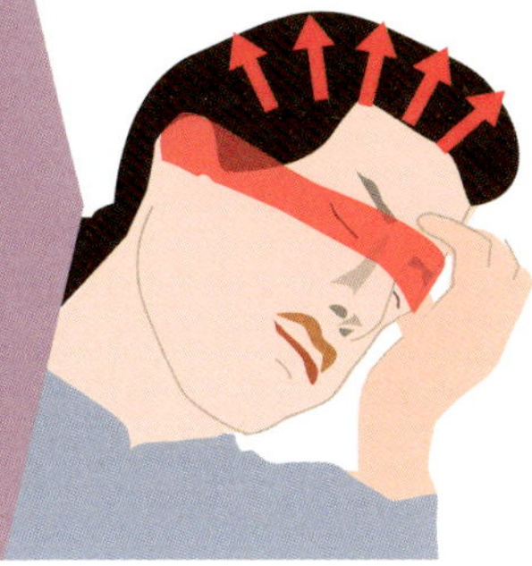

I care Krankheitslehre. 2., überarbeitete Auflage. Stuttgart: Thieme; 2020. Abb. nach Rohkamm R, Kermer P, Hrsg. Taschenatlas Neurologie. 4. Auflage. Stuttgart: Thieme; 2017

Spannungskopfschmerz

Clusterkopfschmerz

Cluster

Auslösefaktoren möglich

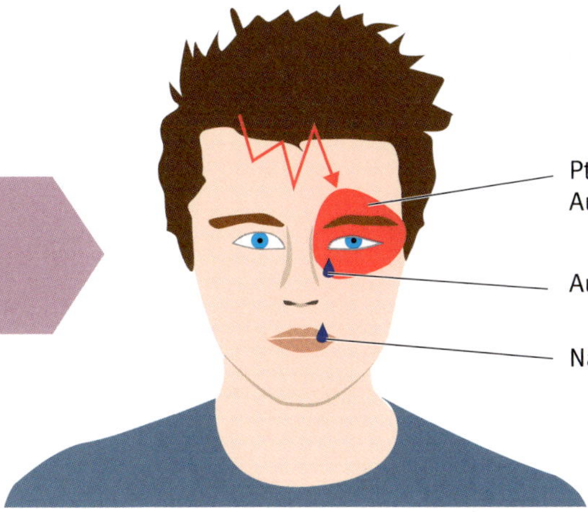

I care Krankheitslehre. 2., überarbeitete Auflage. Stuttgart: Thieme; 2020.

Migräne-Test

Frage	ja	nein
Wird der Kopfschmerz bei körperlicher Aktivität oder beim Vorbeugen schlechter?	☐	☐
Tritt während der Kopfschmerzen Übelkeit oder Erbrechen auf?	☐	☐
Ist helles Licht während der Kopfschmerzen unangenehm?	☐	☐
Sind Sie während der Kopfschmerzen in Ihren Alltagsaktivitäten erheblich beeinträchtigt?	☐	☐

Wenn Sie drei der vier Fragen mit Ja beantwortet haben, handelt es sich mit großer Wahrscheinlichkeit um eine Migräne.

Spannungskopfschmerz-Test

Frage	ja	nein
Bleibt der Kopfschmerz bei körperlicher Aktivität (z.B. Laufen) gleich oder bessert er sich?	☐	☐
Können Sie während der Kopfschmerzen normal essen und trinken?	☐	☐
Sind Sie durch die Kopfschmerzen in Ihren täglichen Arbeiten nicht oder nur gering behindert?	☐	☐
Können Sie helles Licht oder Lärm während der Kopfschmerzen ertragen?	☐	☐

Wenn Sie drei der vier Fragen mit Ja beantwortet haben, handelt es sich mit großer Wahrscheinlichkeit um einen Spannungskopfschmerz.

Clusterkopfschmerz-Test

Frage	ja	nein
Sind die Kopfschmerzen von einer unerträglichen Intensität?	☐	☐
Sind die Kopfschmerzattacken immer einseitig im Gesicht und am Kopf?	☐	☐
Spüren Sie während der Kopfschmerzattacken Unruhe und das Gefühl, sich bewegen zu müssen?	☐	☐
Kommt es während der Kopfschmerzattacke auf der Seite der Schmerzen zu einer Rötung des Auges und zum Nasenlaufen?	☐	☐

Wenn Sie drei der vier Fragen mit Ja beantwortet haben, handelt es sich mit großer Wahrscheinlichkeit um einen Clusterkopfschmerz.

Wie kommen Kopfschmerzen zustande?

Das Gehirn selbst ist nicht schmerzempfindlich. Das ist auch gut so, da man sonst beim Nachdenken Kopfschmerzen bekommen würde. Schmerzempfindlich sind die Hirnhaut (Dura), die das Gehirn umgibt, und die Blutgefäße, die die Hirnhaut und das Gehirn mit Blut versorgen. Kopfschmerzen können prinzipiell durch Erkrankungen der Hirnhaut, wie beispielsweise eine Hirnhautentzündung, zustande kommen oder durch eine Erweiterung der Blutgefäße, welche die Hirnhaut mit Blut versorgen. In den Wänden dieser Blutgefäße befinden sich empfindliche Nervenendigungen, die dann die Pulsation der entsprechenden Blutgefäße über den Gesichtsnerv (Nervus trigeminus) an den Hirnstamm und das Gehirn weiterleiten.

Der Hauptnerv, der Gesicht und Kopf mit schmerzleitenden Nervenendigungen versorgt, ist der Trigeminusnerv (V. Hirnnerv). Er hat drei Äste und versorgt die Stirn-und Augenregion (V_1), die Schläfe und den Oberkiefer (V_2) sowie die Schläfe und den Unterkiefer (V_3). Der Hinterkopf und der Nacken werden vom sogenannten Hinterhauptnerv (Nervus occipitalis) versorgt. Die Schmerzentstehung und Schmerzleitung kennt jeder aus der Erfahrung mit einer entzündeten Zahnwurzel. Der pulsierende und pochende Schmerz wird in diesem Fall durch den zweiten oder dritten Ast des Nervus trigeminus vom Kiefer zum Gehirn geleitet.

Das Gehirn selbst hat viele schmerzleitende Strukturen und übergeordnete Gebiete, die die Schmerzwahrnehmung und die Schmerzleitung verändern können. Man spricht hier von einer Schmerzschwelle. Ein typisches Beispiel für die Schmerzschwelle ist das Betreten einer Zahnarztpraxis. Wenn einem der entsprechende Zahnarztgeruch in die Nase steigt oder man den Bohrer hört, wird die Schmerzschwelle niedriger. Ein Gegenbeispiel sind stressreiche Situationen: Ein Tritt gegen das Schienbein beim Fußballspielen wird als weniger schmerzhaft empfunden als in einer entspannten Ruhesituation.

Bei der Migräne kommt es in bestimmten Zeitabständen zu einer Veränderung von Strukturen des Gehirns, die für die Entstehung und Verarbeitung von Schmerzen zuständig sind. Diese Veränderung führt dazu, dass die Nervenendigungen des Nervus trigeminus und des Nervus occipitalis überempfindlich werden und dann Schmerzsignale aus der Hirnhaut und den Blutgefäßen in der Hirnhaut ans Gehirn melden, obwohl dort keine Entzündung vorliegt. Da sich während einer Migräneattacke auch die Blutgefäße der Hirnhaut erweitern, erklärt dies, warum der Kopfschmerz als pulsierend und pochend wahrgenommen wird. Während einer Migräneattacke kommt es aber auch zur Ausschüttung von Botenstoffen sowohl im Gehirn als auch im Blutkreislauf. Botenstoffe, die eine Bedeutung für die Therapie haben, sind Serotonin und ein Eiweißstoff, der Calcitonin Gene-Related Peptide (CGRP) genannt wird. Die Blockade der Freisetzung dieser Substanzen führt zu einer Besserung der Migränesymptome (Seite 72).

Wie bei vielen anderen Schmerzen, so beispielsweise bei Rückenschmerzen oder Nervenschmerzen, kann es bei einigen Patienten im Lauf der Zeit zu einer Zunahme der Häufigkeit der Migräneattacken kommen und es entwickelt sich eine chronische Migräne. Hier gibt es aber ganz fundamentale Unterschiede

Die drei Äste des Nervus trigeminus

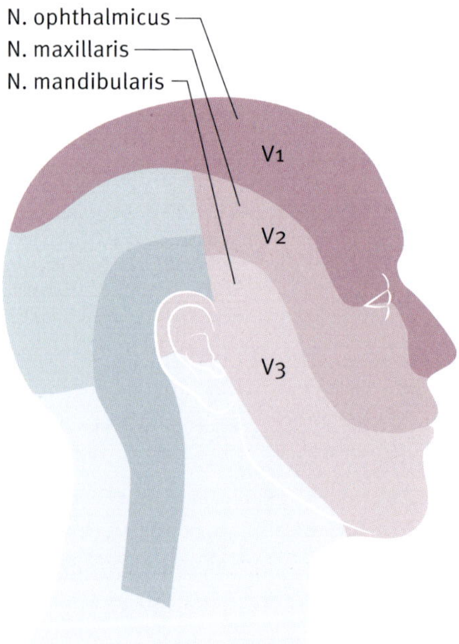

zwischen chronischen Rückenschmerzen oder chronischen Nervenschmerzen und der Migräne. Wenn Rücken- beziehungsweise Nervenschmerzen über mehr als fünf bis zehn Jahre bestehen und chronisch sind, ändern sich Funktion und Struktur von schmerzverarbeitenden Systemen im Gehirn. Es brennt sich das sogenannte Schmerzgedächtnis ein. Ab diesem Zeitpunkt sind die Schmerzen dann trotz einer wirksamen Therapie nicht mehr umkehrbar, sondern nur noch zu lindern. Dies ist bei der Migräne ganz anders. Auch wenn eine Migräne seit mehr als 20 Jahren als chronische Erkrankung besteht, kann durch geeignete Therapiemaßnahmen die Häufigkeit der Migräneattacken reduziert werden. In Einzelfällen kann sogar mit zunehmendem Alter zu einem Verschwinden der Migräneattacken kommen.

Beim Spannungskopfschmerz kommt es sehr wahrscheinlich zu einer Absenkung der zentralen Schmerzschwelle. Auf diese Weise wird der Spannungszustand von Muskeln und Sehnen im Bereich des Gesichtes und Kopfes sowie des Nackens als schmerzhaft empfunden, obwohl dort keine Krankheit vorliegt.

Ist Migräne gefährlich?

Migräneattacken sind zum Teil extrem beeinträchtigend und haben eindeutige Auswirkungen auf die Lebensqualität. Die Migräne ist aber bei den meisten Menschen, medizinisch gesehen, eine ungefährliche Krankheit. Die einzige Ausnahme sind Frauen im gebärfähigen Alter, die unter sehr häufigen und schweren Migräneattacken mit neurologischen Ausfällen (Migräne mit Aura) leiden und weitere Risikofaktoren wie beispielsweise Bluthochdruck, Diabetes mellitus oder Rauchen aufweisen. Bei diesen Frauen kann es in extrem seltenen Fällen im Rahmen einer Migräneattacke zu einem Schlaganfall kommen.

Wie werden Kopfschmerzen diagnostiziert?

Bei allen primären Kopfschmerzen, das heißt bei den Kopfschmerzen, bei denen der Kopfschmerz die eigentliche Krankheit ist, wird die Diagnose ausschließlich anhand sorgfältige Erhebung der Vorgeschichte und die Symptomatik sowie Begleitsymptomatik gestellt. In allen Fällen muss allerdings durch eine sorgfältige internistische und neurologische Untersuchung eine andere Ursache der Kopfschmerzen ausgeschlossen werden.

Wann sollte man einen Arzt aufsuchen?

Wenn sie sich selbst aufgrund Ihrer Symptome sicher sind, dass ihre Kopfschmerzattacken durch eine Migräne bedingt sind, wenn die Attacken selten sind und wenn sie gut auf einfache Schmerzmittel ansprechen, ist keine ärztliche Untersuchung notwendig. Wenn Sie aber umgekehrt nicht sicher sind, dass es sich wirklich um eine Migräne handelt, wenn die Migräneattacken mittelschwer oder schwer sind und lange anhalten und wenn sie nicht oder nicht mehr auf einfache Schmerzmittel ansprechen, sollten Sie einen Arzt aufsuchen. Kommt es allerdings zu ganz plötzlichen heftigen Kopfschmerzen, die sie in dieser Form noch nie erlebt haben, sollten Sie unbedingt entweder mit ihrem Hausarzt Kontakt aufnehmen oder bei Nacht und am Wochenende den ärztlichen Notdienst beziehungsweise die Notaufnahme eines Krankenhauses aufsuchen.

Sie erleichtern dem Arzt die Arbeit, wenn Sie sich gut auf den Arztbesuch vorbereiten. Am besten notieren Sie sich die Antworten auf die Fragen, die der Arzt stellen wird. Dafür können Sie den folgenden Fragebogen verwenden (Seite 18).

Wann müssen Sie sofort einen Arzt oder den ärztlichen Bereitschaftsdienst kontaktieren oder die Notaufnahme eines Krankenhauses aufsuchen?

Fragebogen für Patienten mit Kopfschmerzen
(vor dem Arztbesuch ausfüllen)

Name und Vorname:

Alter:

Wie oft pro Monat leiden Sie unter Kopfschmerzen? ....

Wie alt waren Sie, als die Kopfschmerzen erstmals auftraten? ....

Hat jemand in der Familie ähnliche Kopfschmerzen? ....

Wo sitzt der Schmerz?
☐ Schläfe ☐ Augen ☐ Stirn ☐ Nacken ☐ rechts ☐ links ☐ ganzer Kopf

Welchen Charakter tragen die Schmerzen?
☐ pulsierend ☐ pochend ☐ dumpf ☐ stechend

Was löst die Kopfschmerzen aus?
☐ Alkohol ☐ Stress ☐ Periode

Welche Begleiterscheinungen treten auf?
☐ Übelkeit ☐ Erbrechen ☐ Licht-, Geräusch-, Geruchsempfindlichkeit ☐ Sehstörungen

Wie lange dauern die einzelnen Kopfschmerzattacken? ....

Welche Medikamente nehmen Sie bei Kopfschmerzen? (Name des Präparats, Menge)

....

....

Welche Medikamente haben Ihnen geholfen? (Namen der Präparate)

....

....

Können Sie bei Schmerzen noch Ihrer Arbeit nachgehen?
☐ ja ☐ eingeschränkt ☐ nein

Haben Sie schon andere Ärzte aufgesucht?
Bitte nennen Sie Untersuchungen, Diagnosen und Behandlungen.

....

....

....

....

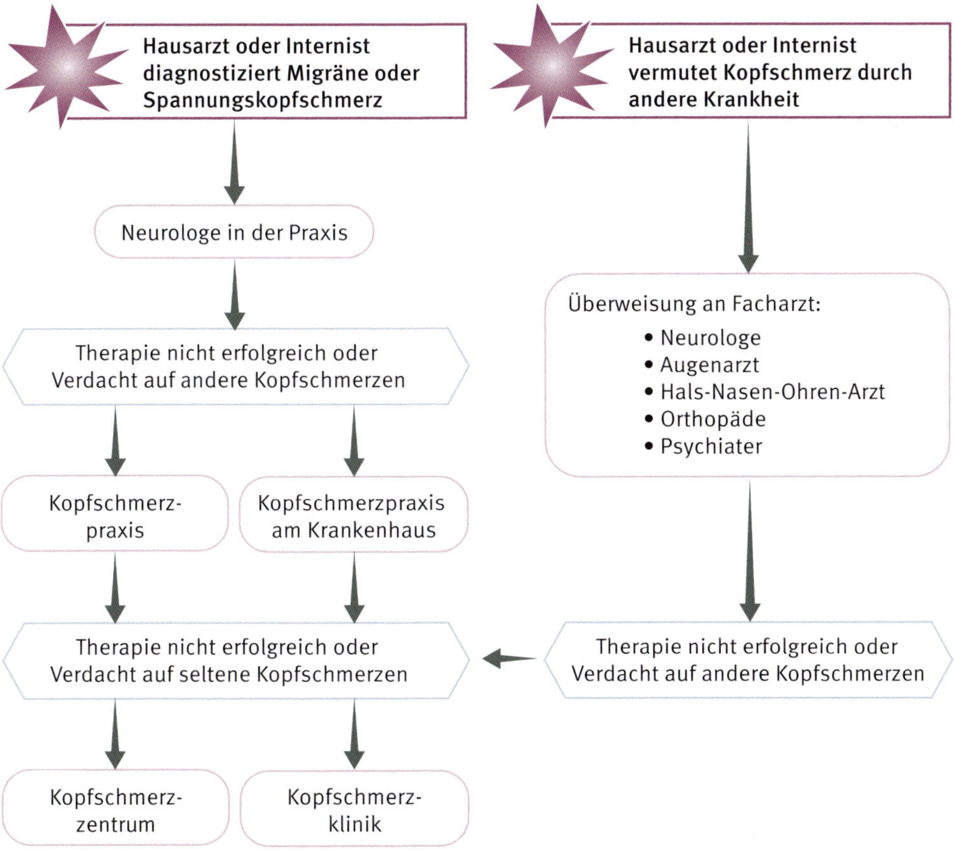

Diese Ärzte sind zuständig

Sofortiger Handlungsbedarf besteht, wenn die folgenden Symptome oder Zeichen bestehen:

- heftige Kopfschmerzen im Alter unter fünf Jahren
- erstmalige heftige Kopfschmerzen im Alter über 50 Jahre
- plötzlicher Beginn und hohe Intensität der Kopfschmerzen bei körperlicher Anstrengung
- Kopfschmerzen werden trotz Behandlung immer schlechter
- heftige Kopfschmerzen und hohes Fieber
- neue Kopfschmerzen und neurologische Ausfälle (Lähmung, Gefühlsstörungen, Gangstörungen, Sprachstörungen)
- Kopfschmerzen und Verwirrtheit

Welchen Arzt sollte man mit Kopfschmerzen aufsuchen?

Wenn Sie bei sich selbst nach Lektüre dieses Ratgebers eine Migräne oder einen Spannungskopfschmerz vermuten und nicht häufiger als ein- bis dreimal im Monat Kopfschmerzen haben, ist der erste Ansprechpartner immer der Hausarzt oder der Internist. Dieser kann dann entscheiden, ob er zunächst – bei Übereinstimmung der Diagnose – mit der Therapie beginnt oder ob er Sie an einen Spezialisten, wie beispielsweise einen Neurologen überweist. Besteht allerdings bei erstmaligen, heftigen und nicht gekannten Kopfschmerzen der Verdacht auf eine ernstzunehmende Erkrankung, sollte entweder der ärztliche Notdienst in Anspruch genommen werden oder Sie müssen die Notaufnahme eines Krankenhauses aufsuchen. Einzelheiten dazu werden später dargestellt.

Welche Untersuchungen sind notwendig?

Bei unkomplizierten Kopfschmerzen wie Spannungskopfschmerz oder Migräne genügt die sorgfältige körperliche und neurologische Untersuchung. Nur wenn Zweifel an der Diagnose bestehen, wenn die Kopfschmerzen deutlich häufiger und schwerwiegender werden und wenn sie nicht mehr auf eine Therapie ansprechen, sollte eine Untersuchung mit Bildgebung des Gehirns erfolgen. Hierzu kann entweder eine Computertomografie oder eine Kernspintomografie durchgeführt werden. Da die Kernspintomografie keine Strahlenbelastung hat, sollte sie bei Kindern und Jugendlichen sowie bei Frauen im gebärfähigen Alter durchgeführt werden. Wenn der Verdacht besteht, dass die Kopfschmerzen durch eine internistische oder endokrinologische Erkrankung bedingt sind, müssen auch Laboruntersuchungen veranlasst werden.

Apparative Diagnostik

	Vorteile	Nachteile
Computertomografie	• zeigt fast alle strukturellen Ursachen von Kopfschmerzen • gut verfügbar	• Strahlenbelastung • mögliche Allergie gegen Kontrastmittel (sehr selten) • Über-/Fehlinterpretation von Zufallsbefunden
Kernspintomografie	• zeigt entzündliche Veränderungen • keine Strahlenbelastung	• zeigt morphologische Veränderungen ohne Bezug zu Kopfschmerzen • nur minimal höhere Trefferquote als Computertomografie
Labor	• erfasst einige seltene Ursachen von Kopfschmerzen (Niereninsuffizienz, Schilddrüsenerkrankungen, Arteriitis)	• meist unnötig

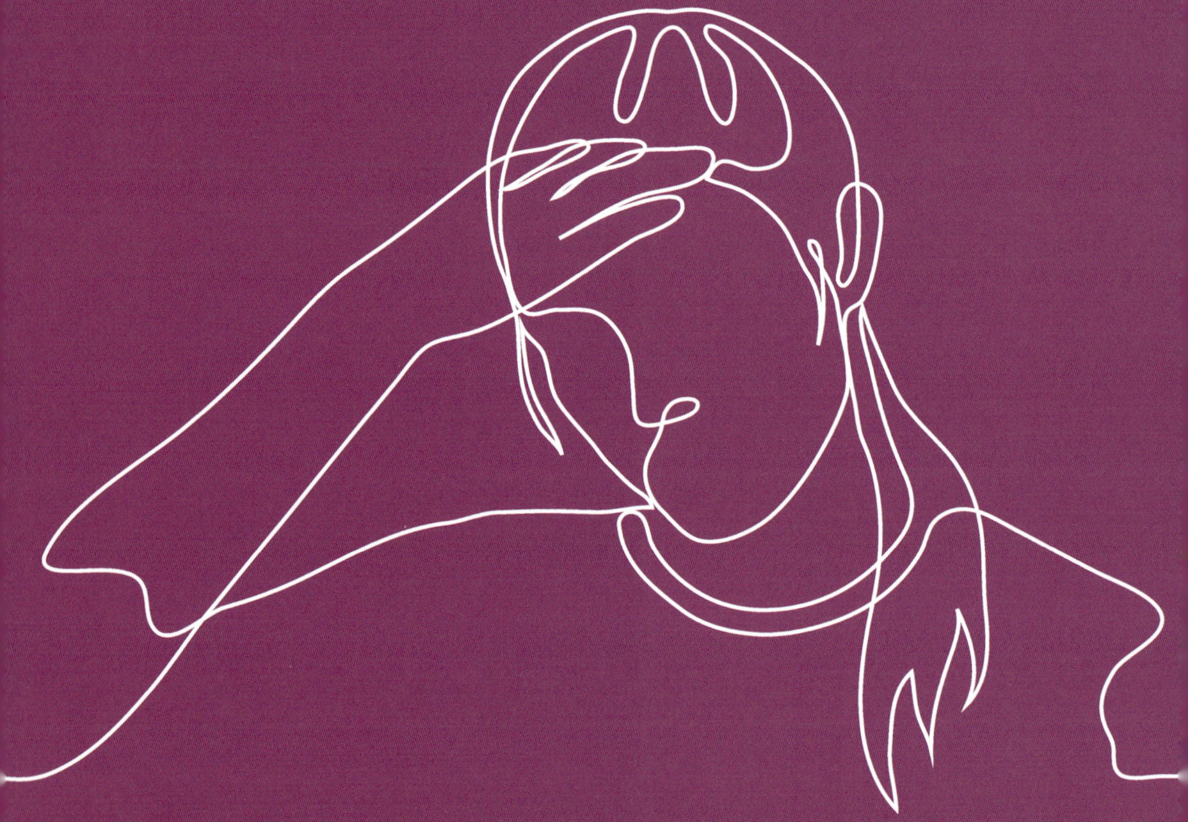

Migräne

Erfahren Sie alles Wissenswerte rund um diese weitverbreitete Kopfschmerzart. Wann wird von Migräne gesprochen und wie häufig tritt sie auf?

Definition, Verlauf und Ursachen der Migräne

Um eine Migräne sicher zu erkennen, muss man wissen, welche Symptome und Verläufe dabei auftauchen. Dazu gehört auch die sogenannte Aura mit den Sehstörungen.

Migräne unterscheidet sich von gewöhnlichen Kopfschmerzen, die fast jeder Mensch ab und an hat. Die Schmerzen sind deutlich stärker und es treten auch diverse Begleitsymptome auf.

Wie ist Migräne definiert?

Die Migräne ist eine Erkrankung des Gehirns. Unterschieden werden eine episodische Migräne mit weniger als 15 Kopfschmerztagen im Monat und eine chronische Migräne mit 15 und mehr Tagen im Monat, von denen mindestens acht die Kriterien einer Migräneattacke erfüllen müssen. Nach den Kriterien der Internationalen Kopfschmerzgesellschaft handelt es sich bei der Migräne um Attacken mit meist einseitigen, pulsierenden und pochenden Kopf- und Gesichtsschmerzen mit einer Dauer von vier bis 72 Stunden.

Die Kopfschmerzen können mit Licht- und Lärmempfindlichkeit sowie Geruchsüberempfindlichkeit einhergehen. Typische Begleitsymptome sind Übelkeit (70 %) und Erbrechen (20 %). Die Symptome der Migräne können allerdings von Mensch zu Mensch und von Attacke zu Attacke sehr variabel sein. So gibt es Menschen, bei denen der Höhepunkt der Schmerzen im Bereich von Stirn und Wange liegt und nicht notwendigerweise im Bereich des Kopfes. Bei vielen Menschen beginnt der Kopfschmerz im Nacken, sodass dann fälschlicherweise vermutet wird, dass die Kopfschmerzen durch Veränderungen der Halswirbelsäule bedingt sind. Wenn Kopfschmerzen mit den typischen Begleiterscheinungen einer Migräne einhergehen, sind sie nie durch Veränderungen der Halswirbelsäule bedingt. Daher ergibt es auch keinen Sinn, einen Orthopäden oder einen Chiropraktiker aufzusuchen.

Was ist eine Migräneaura?

Bei etwa 20% aller Menschen, die unter einer Migräne leiden, kommt es unmittelbar vor oder zu Beginn der Kopfschmerzen zu neurologischen Reiz- und Ausfallserscheinungen. Diese werden Aura genannt (*aura,* altgriech. »Lufthauch«). Am häufigsten sind hierbei Sehstörungen in Form von Lichtblitzen oder gezackten Linien, die entweder schwarzweiß oder farbig sein können. Die gezackten Linien beginnen meist im Zentrum des Sehens und breiten sich dann langsam über das Gesichtsfeld aus. Bei einzelnen Patienten kann es auch zu ausgeprägten Sehstörungen mit Unscharfsehen kommen, bis hin zum Ausfall der Sehfunktion in der Mitte des Gesichtsfeldes mit einem schwarzen Fleck.

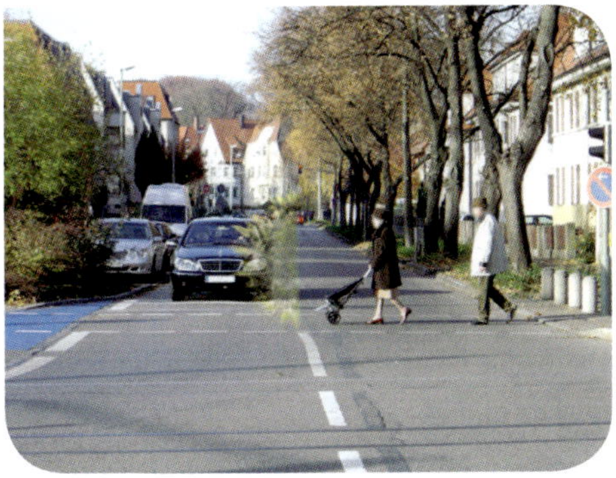

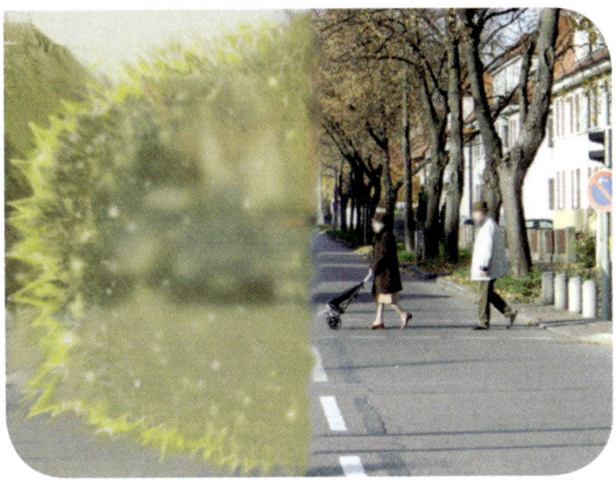

So sieht ein Migränepatient die Umwelt während einer Aura. Gesichtsfeldausfall bei Beginn (a) … bei Vollbild (b). Quelle: Typische Gesichtsfeldausfälle bei bestimmten Erkrankungen. In: Lang G, Esser J, Gareis O et al., Hrsg. Augenheilkunde. 5., überarbeitete Auflage. Stuttgart: Thieme; 2014.

Weitere mögliche Begleitsymptome im Rahmen der Aura können Gefühlsstörungen, Sprachstörungen (Schwierigkeiten bei der Wortfindung), Sprechstörungen (undeutliche, verwaschene Sprache) und Schwindel sein. In extrem seltenen Fällen kommt es auch zu einer halbseitigen Schwäche der Extremitäten (sogenannte hemiplegische Migräne). Die Aurasymptome entwickeln sich meist langsam über einen Zeitraum von 5–15 Minuten, erreichen ihren Höhepunkt und bilden sich dann langsam über 5–15 Minuten zurück. Auf diese Weise können sie von Durchblutungsstörungen des Gehirns unterschieden werden, bei denen die Symptome schlagartig auftreten.

Als Folge der Veränderungen in der Hirnrinde während der Aura kommt es auch zu einer Abnahme des Blutflusses in diesen Teilen des Gehirns. Spezielle Migränemittel wie die sogenannten Triptane (der Substanzname endet auf »triptan«) können erweiterte Blutgefäße verengen (Seite 42). Sie sollen daher nicht eingenommen werden, solange noch Aurasymptome bestehen.

Wie häufig ist die Migräne?

Nach den neuesten Erhebungen des Robert Koch-Instituts im Jahr 2020 leiden in Deutschland 15 % aller Frauen und 6 % aller Männer unter einer Migräne. Werden die Patienten einbezogen, die nicht alle Kriterien der Migräne erfüllen (mögliche Migräne), leiden innerhalb eines Jahres 28 % aller Frauen und 18 % aller Männer unter einer Migräne. 1,2 % der Menschen in Deutschland leiden unter einer chronischen Migräne. Die Betroffenen leiden im Mittel unter vier Kopfschmerztagen im Monat.

Die häufigsten Begleiterkrankungen der Migräne sind Rückenschmerzen mit 30 %, Nackenschmerzen mit 32 %, depressive Symptome mit 25 % und Angstsymptome mit 20 %.

Welche Phasen hat die Migräneattacke?

Eine Migräneattacke kann in vier Phasen verlaufen (Prodomalphase, Auraphase, Kopfschmerzphase und Nachphase). 24–48 Stunden vor der eigentlichen Migräneattacke kann es eine Vorphase mit Veränderungen der Psyche vegetativer Funktionen geben. Diese Phase wird Prodromalphase genannt. Typische Symptome in dieser Phase können vermehrte Flüssigkeitseinlagerungen (Ödeme), Heißhunger (zum Beispiel auf Süßigkeiten), Müdigkeit, vermehrtes Gähnen, Stimmungsschwankungen oder Euphorie sein. Dann kommt es bei bis zu 20 % aller Patienten zu einer Auraphase mit neurologischen Reiz- und Ausfallserscheinungen, die sich langsam entwickeln und langsam wieder zurückbilden. Während oder gegen Ende der Auraphase beginnen dann die Kopfschmerzen und die typischen Begleitsymptome wie Übelkeit, gelegentlich Erbrechen sowie Überempfindlichkeit gegen helles Licht, Lärm und starke Gerüche. Wenn die Kopfschmerzphase abklingt, kommt eine Erholungsphase, in der meist die entgegengesetzten Symptome wie in der Vorphase auftreten. Typische Symptome sind auch hier Müdigkeit, manchmal Hyperaktivität, Euphorie und Störungen vegetativer Funktionen wie vermehrte Flüssigkeitsausscheidung und Appetitlosigkeit.

Die Vielzahl der Symptome zeigt, dass es sich bei der Migräne und bei einer Migräneattacke um eine komplexe Störung handelt, die viele Teile des Gehirns betrifft. Manche Betroffene können während der Vorphase den Übergang in eine volle Migräneattacke verhindern, indem sie viel Flüssigkeit zu sich nehmen oder Kaffee trinken.

Wie verläuft die Migräne?

Bei den meisten Menschen beginnt die Migräne in der Pubertät. Bei Frauen fällt der Beginn der Migräne häufig mit dem Beginn der Menstruation zusammen. Es gibt aber auch Migräne bei Kindern, wobei es dort etwa 4% der Kinder sind. Jungen und Mädchen sind in diesem Fall gleich häufig betroffen. Erst nach der Pubertät ändert sich die Häufigkeit der Migräne zuungunsten des weiblichen Geschlechts. Die Migräne erreicht bei Frauen zwischen 25 und 35 Jahren ihren Höhepunkt und bei Männern zwischen 30 und 40 Jahren. Ab einem Alter von 50 Jahren nimmt die Migränehäufigkeit ab und bei den meisten Patienten hört die Migräne im höheren Lebensalter auf. Es gibt aber einzelne Betroffene, bei denen bis ins hohe Lebensalter Migräneattacken auftreten. Eine Besonderheit ist, dass bei manchen älteren Menschen nur noch die Auren, aber nicht mehr die Kopfschmerzen oder Begleitsymptome auftreten.

Die Phasen der Migräne

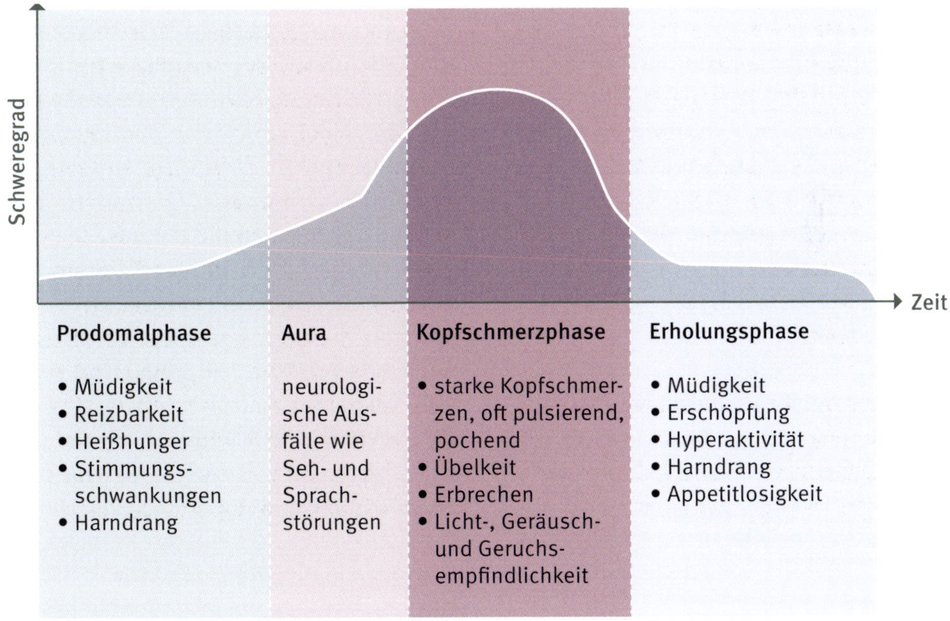

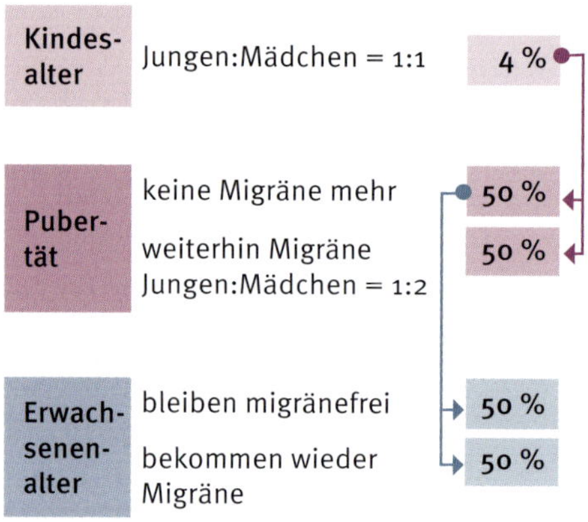

Verlauf der kindlichen Migräne

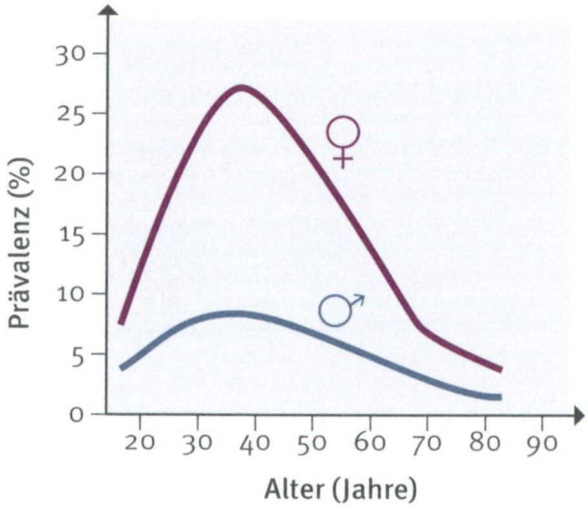

Häufigkeit der Migräne nach Alter und Geschlecht

Wie kommt die Migräne zustande?

Migräne beruht auf einer Funktionsstörung des Gehirns und der Strukturen des Gehirns, die für die Schmerzverarbeitung und Schmerzentstehung verantwortlich sind. Eine weitere Besonderheit ist, dass bei Migränepatienten die Hirnrinde überempfindlich ist, und dass äußere Reize stärker wahrgenommen werden als bei Menschen, die keine Migräne haben. Dies erklärt, warum viele Patienten auch zwischen den Migräneattacken licht- und lärmempfindlich sind.

Die Entstehung der Aurasymptome ist inzwischen gut untersucht und weitgehend geklärt. Im Rahmen der bestehenden Überempfindlichkeit der Hirnrinde kommt es zu Beginn einer Auraphase zunächst zu einer kurzzeitigen Erregung der Hirnrinde. Dies äußert sich in Symptomen wie beispielsweise der Wahrnehmung von Lichtblitzen oder gezackten Linien. Auf diese Erregung der Hirnrinde folgt eine Hemmung der Neurone im Bereich der Hirnrinde. Diese Hemmung der Hirnaktivität breitet sich langsam über die Hirnrinde aus. Dies erklärt, warum sich die Symptome der Aura langsam entwickeln und ebenso langsam zurückbilden.

Die Kopfschmerzen selbst kommen durch eine Überempfindlichkeit von Nervenendigungen im Bereich der Hirnhaut und in den Wänden der Blutgefäße, die das Gehirn mit Blut versorgen, zustande. Durch die Überempfindlichkeit der Nervenendigungen in den Blutgefäßen wird das normale Pulsieren des Blutflusses als

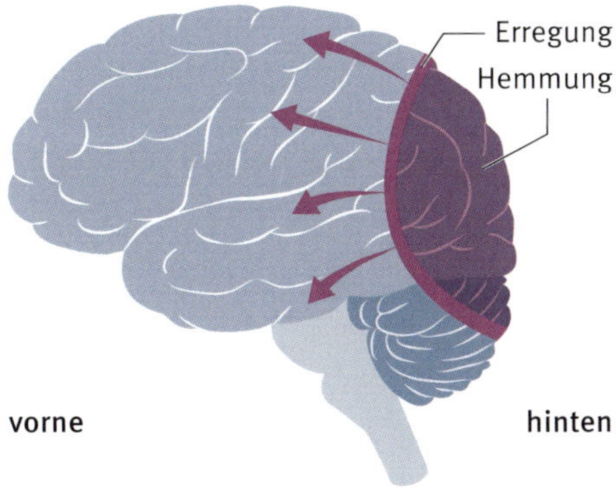

Hirnaktivität während der Migräneaura

Schmerzsignal wahrgenommen. Dies erklärt, warum die Kopfschmerzen bei der Migräne als pulsierend und pochend wahrgenommen werden.

Zusätzlich kommt es während der Migräneattacke zu einer Ausschüttung von Botenstoffen im Gehirn wie beispielsweise Serotonin. Es wird auch ein weiterer Botenstoff freigesetzt, eine Substanz, die aus mehreren Eiweißbausteinen (Proteinen) zusammengesetzt ist: Calcitonin Gene-Related Peptide (CGRP) spielt eine wichtige Rolle in der Kontrolle der Schmerzentstehung und Schmerzübertragung im Gehirn. Sie ist gleichzeitig eine wichtige Substanz, die zu einer Erweiterung von Blutgefäßen führt. CGRP spielt eine wichtige Rolle in der Wahrnehmung von Schmerzen. Die Hemmung der Freisetzung von Serotonin und CGRP durch Medikamente ist ein wichtiges Therapieprinzip zur Behandlung von akuten Migräneattacken und zur Migränevorbeugung (Seite 72).

Zu diesem Zweck wurden Medikamente entwickelt, die den CGRP-Rezeptor in der Hirnhaut und den Wänden der Blutgefäße blockieren und sich zur Behandlung akuter Migräneattacken eignen. Unabhängig davon wurden Antikörper gegen CGRP entwickelt. Diese werden zur Migränevorbeugung eingesetzt.

Welche Rolle spielt die Vererbung?

Die Vererbung spielt eine sehr wichtige Rolle. In der Zwischenzeit sind über 60 Genorte identifiziert, die für die Vererbung der Migräne eine Rolle spielen. Die genetischen Analysen sind allerdings noch nicht so weit fortgeschritten, dass sie als diagnostisches Kriterium im Labor herangezogen werden können. Die Rolle der Vererbung in der Entstehung der Migräne erklärt auch, warum Migräne nicht heilbar ist, sondern nur durch Verhaltensänderungen und Medikamente verbessert werden kann. Sie kann aber im höheren Lebensalter von allein aufhören.

Welche Unterformen der Migräne gibt es?

Es wird unterschieden zwischen der Migräne mit und ohne Aura. Bei der Migräne mit Aura treten die Aurasymptome vor oder zu Beginn der Migräneattacke auf. Unterschieden wird auch zwischen der Migräne bei Erwachsenen und der bei Kindern und Jugendlichen.

Bei Kindern sind die Migräneattacken sehr viel kürzer und werden meist durch Schlaf gebessert. Bei Kindern können durchaus auch Übelkeit, Erbrechen, Drehschwindel und Bauchschmerzen im Vordergrund stehen (»Bauchmigräne«). In einzelnen Fällen haben sie bei vielen Attacken nur Bauchschmerzen mit Erbrechen oder ausschließlich Schwindel und nur gelegentlich zusätzliche Kopfschmerzen. Dies führt häufig dazu, dass die Migräne bei Kindern spät erkannt wird und unnötige diagnostische Maßnahmen und Behandlungen durchgeführt werden.

Welche Faktoren können Migräneattacken auslösen?

Unter Auslösern (Trigger) werden Faktoren verstanden, die bei einer bestehenden Empfindlichkeit des Gehirns eine Migräneattacke erzeugen können. Es ist davon auszugehen, dass nach einer abgelaufenen Migräneattacke das Gehirn zunächst weniger empfindlich ist und Auslösefaktoren in diesem Fall dann keine Migräneattacke anstoßen. Im Lauf der Zeit nimmt die Erregbarkeit des Gehirns zu und Triggerfaktoren können dann im Einzelfall eine Migräneattacke hervorrufen. Es kann in Einzelfällen allerdings sehr schwer sein, einen ursächlichen Zusammenhang zwischen einem möglichen Triggerfaktor und dem Beginn einer Migräneattacke zu identifizieren. Der häufigste Auslöser von Migräneattacken ist bei Frauen die Menstruation und der Eisprung. Migräneattacken können unmittelbar vor, während und nach der Periode auftreten.

» Mechanismen der Schmerzentstehung während einer Migräneattacke

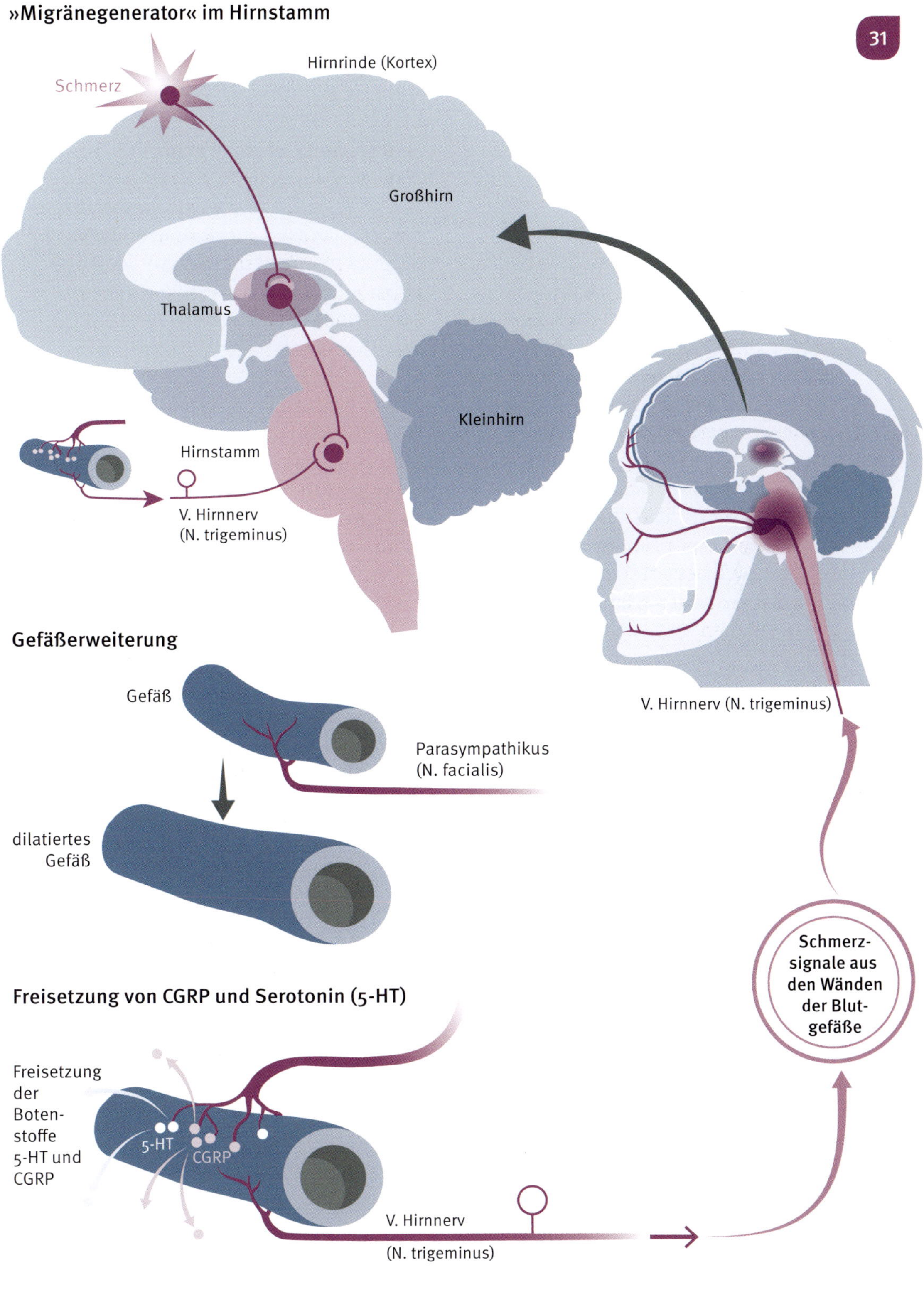
»Migränegenerator« im Hirnstamm
Schmerz
Hirnrinde (Kortex)
Großhirn
Thalamus
Kleinhirn
Hirnstamm
V. Hirnnerv
(N. trigeminus)
V. Hirnnerv (N. trigeminus)
Gefäßerweiterung
Gefäß
Parasympathikus
(N. facialis)
dilatiertes
Gefäß
Schmerz-
signale aus
den Wänden
der Blut-
gefäße
Freisetzung von CGRP und Serotonin (5-HT)
Freisetzung
der
Boten-
stoffe
5-HT und
CGRP
5-HT
CGRP
V. Hirnnerv
(N. trigeminus)

Migräneattacken während der Periode kommen wahrscheinlich durch den Abfall des Östrogenspiegels im Serum zustande. Die Pille ohne Pause einzunehmen kann einigen Patientinnen helfen. Bei manchen Frauen kommt die Migräne dann aber unkontrollierbar an unvorhersehbaren Tagen im Monat zurück, sodass die Zahl der Migränetage pro Monat nicht abnimmt. Hier empfiehlt es sich immer, mit dem Gynäkologen sowohl die Vorteile als auch die Risiken einer hormonellen Verhütung zu besprechen. Man sollte nicht außer Acht lassen, dass gerade bei Migränepatientinnen mit sehr häufigen Attacken bei der Einnahme der Pille und dem Vorliegen anderer Risikofaktoren wie Rauchen oder Bluthochdruck auch das Schlaganfallrisiko erhöht ist.

Ähnlich wie die Pubertät können auch eine Schwangerschaft oder die Wechseljahre die Migräne beeinflussen. Dass Frauen nach einer Schwangerschaft oder nach den Wechseljahren die Migräne los sind, ist leider ein Mythos. Jede Migräne ist anders, und so kann sie bei der einen Patientin durch hormonelle Veränderungen schlechter und bei der anderen besser werden.

Weitere häufige Triggerfaktoren sind in der folgenden Tabelle aufgeführt.

Mögliche Auslösefaktoren für Migräneattacken

Mögliche Migräneauslöser	Erläuterung
Alkohol	Rotwein, Bier, Whisky, Champagner
Mahlzeiten, die ausgelassen werden	kein Frühstück
Dehydrierung (Wasserverlust)	zu geringe Trinkmenge bei Hitze
depressive Stimmung	im Winter, bei Konflikten oder Ärger
Fernsehen oder Filme anschauen	zu viel Bildschirmkonsum
verarbeitetes Fleisch/Fisch	mit Nitriten oder Glutamat gepökelt
Gerüche	Parfüm, Chemikalien
Handy und Tablet	zu viel Bildschirmkonsum
Hormone	Abfall der Hormone in der Periode
Hunger	unregelmäßige Mahlzeiten
Käse	gereifte Käsesorten (Tyramin, Histamin)
Koffein	zu viel Koffein oder Koffeinentzug

Mögliche Migräneauslöser	Erläuterung
künstliche Süßstoffe	zum Teil in Nahrungsmitteln und Getränken
Lärm	Verkehr, Disko
Lebensmittelzusatzstoffe	Nitrite, Nitrate, Glutamat
Lichter	hell oder flackernd, grelles Sonnenlicht, insbesondere Blendung
Medikamente	Nitrate, Potenzmittel
Monatsblutung	Abfall des Östrogenspiegels
Müdigkeit	durch Schlafmangel
salzige Lebensmittel	zu viel Salz
Schlaf	zu viel oder zu wenig, Änderung des Schlaf-wach-Rhythmus, Jetlag
Schokolade	besonders bei dunkler Schokolade
Sport	zu viel oder zu anstrengend, dehydriert (Flüssigkeitsverlust), ohne Frühstück
Stress	während der stressreichen Situation oder Entspannung nach Stress (Wochenende)
Trockenfrüchte	Sulfite, Histamin, viel Zucker
Überanstrengung der Augen oder andere visuelle Auslöser	Bildschirm und Handy
Wetter	Föhn, Wetterwechsel
Wurstwaren	Nitrite, Nitrate, Glutamat, Histamin
Zitrusfrüchte	Histamin, Tyramin
Veränderungen im Tagesrhythmus	Samstagsmigräne, Schlaf-wach-Rhythmus, Koffeinentzug
ausgeprägte Emotionen	Wut, Weinen, Euphorie, Erschrecken
Überanstrengung, Erschöpfung	Job, Leistungssport, Mütter
Sauerstoffmangel	Tragen von Mundschutzmasken schlecht belüftete Räume

Eine kontinuierliche Wasser-, Kohlenhydrate- und Sauerstoffzufuhr ist ausschlaggebend für die Energieversorgung des hyperaktiven Migränegehirns. Dabei ist es wichtig, den Blutzuckerspiegel konstant zu halten. Deshalb ist eine Mahlzeit, die ausgelassen wird, ein sehr häufiger Trigger. Regelmäßige Mahlzeiten und stärkehaltige Snacks (z. B. Reiswaffeln) für Hungerphasen sind für den Migränepatienten wichtig. Ein Vollkornbrot vor dem Schlafengehen kann zum Beispiel der Migräne am frühen Morgen entgegenwirken. Kaffee sollte, ähnlich wie die Mahlzeiten, jeden Tag zur gleichen Zeit getrunken werden, damit auch der Koffeinentzug keine Migräne auslösen kann.

Schlaf hat einen ganz besonderen Einfluss auf Migräne: Zu wenig, aber auch zu viel Schlaf begünstigt Migräne. Es ist für den Körper wichtig, jede Nacht, so gut es geht, zur gleichen Zeit schlafen zu gehen und sich auch am Wochenende den Wecker zu stellen. Der Samstag ist nicht ohne Grund, statistisch gesehen, der migränereichste Tag der Woche.

Alkohol ist bei vielen Menschen mit Migräne ein Auslösefaktor für Migräneattacken. Am häufigsten wird hierbei Rotwein genannt. Aber auch Weißwein oder hochprozentige Alkoholika können Migräneattacken auslösen. Daneben ist ein wichtiger Faktor die Menge des getrunkenen Alkohols. Größere Mengen Alkohol können bei fast allen Menschen mit Migräne eine Attacke auslösen.

Viele Migränepatienten sind lichtempfindlich. Dies könnte erklären, warum grelles und helles Licht und insbesondere Flicker- und Flimmerlicht Migräneattacken auslösen können. Das ist der Grund dafür, dass viele Betroffene Diskotheken oder Livekonzerte meiden. Menschen, die viel Zeit vor dem Fernsehapparat verbringen oder ihr Smartphone beziehungsweise Tablet sehr häufig benutzen, berichten ebenfalls über eine Zunahme ihrer Migräneattacken.

Die Rolle von Nahrungsergänzungsstoffen und der Ernährung allgemein ist schwer nachzuvollziehen. Hier hilft im Einzelfall nur das Vorgehen Versuch und Irrtum: Wenn ein bestimmtes Nahrungsmittel wie beispielsweise Käse oder gepökelte Wurst an mindestens einem Drittel der Tage, an dem sie gegessen werden, zu einer Migräneattacke führen, besteht mit hoher Wahrscheinlichkeit ein ursächlicher Zusammenhang.

Stress spielt eine ganz besondere Rolle für die Auslösung von Migräneattacken. Dabei ist interessanterweise das höchste Risiko nicht, während der Stress besteht, sondern in der Ruhephase danach. Dies könnte erklären, warum Migräneattacken an Wochenenden häufiger sind als unter der Woche.

Fast alle Patienten haben schon die Erfahrung gemacht, dass Wetterwechsel oder Föhn das Risiko von Migräneattacken erhöht. Dies hat allerdings keine therapeutischen Auswirkungen, außer man zieht vom Alpenrand an die Nord- oder Ostsee.

Das Aufspüren von Migränetriggern hat Auswirkungen auf die Migränevorbeugung. Wenn ein Triggerfaktor über ein Kopfschmerztagebuch als relativ zuverlässiger Auslöser identifiziert ist, sollte versucht werden, ihn zu beeinflussen. Die meisten Triggerfaktoren lassen sich allerdings leider nicht beeinflussen. Manchmal entstehen Migräneattacken auch wie aus heiterem Himmel: Beim besten Willen lässt sich kein spezifischer Trigger finden. Deshalb sollte man sich nicht grundsätzlich alles verbieten, was man als Letztes gegessen oder getan hat. Häufig zeigt der allbekannte Heißhunger auf Süßes aber schon den Beginn einer Attacke (Prodromalphase) und den letzten Hilferuf des Körpers nach schnell verfügbarer Energie. Es geht beim Kopfschmerztagebuch wirklich darum, einen Triggerfaktor konsequent über mehrere Attacken hinaus zu definieren. Wer keine Lust hat, das Tagebuch in Form von Papier zu führen, kann hierfür auch eine der zahlreich angebotenen Smartphone-Apps verwenden (siehe Empfehlungen des Autors, Seite 115).

Welche Begleiterkrankungen und Risiken gibt es?

Die Migräne kann zusammen mit vielen anderen Krankheiten auftreten, wobei in den meisten Fällen unklar ist, ob es sich um eine einen zufälligen oder ursächlichen Zusammenhang handelt. Zweifelsfrei belegt ist ein Zusammenhang zwischen Migräne, chronischen Rückenschmerzen, chronischen Nackenschmerzen, Depression und Angsterkrankungen. Ein schwächerer Zusammenhang besteht mit Reizdarmsyndrom, Asthma bronchiale, Bluthochdruck und weiteren Krankheiten, die in der folgenden Tabelle (Seite 36) gelistet sind. Dabei muss berücksichtigt werden, dass der Zusammenhang mit der Migräne nicht ursächlich sein muss.

Menschen mit chronischen Rücken- oder Nackenschmerzen, definiert als Schmerzen an mehr als 15 Tagen im Monat über mindestens drei Monate, leiden auch häufiger an einer Migräne und umgekehrt. Depression kann eine vorbestehende Migräne verschlechtern und sehr häufige Migräneattacken können zu einer depressiven Verstimmung oder einer Depression führen. Bei Depression und Angsterkrankungen spielen Erbfaktoren aber auch für den Zusammenhang mit der Migräne eine Rolle. Andere chronische Schmerzerkrankungen wie die Fibromyalgie oder rheumatische Erkrankungen können ebenfalls die Häufigkeit von Migräneattacken erhöhen. Entgegen landläufiger Meinung ist das Risiko erhöhter Blutdruckwerte und einer Hypertonie bei Menschen mit Migräne erhöht. Daher gehört zu jeder Untersuchung eines Menschen mit Migräne das Messen des Blutdrucks.

Die Migräne mit Aura ist bei Frauen, die unter häufigen schweren Attacken leiden, ein Risikofaktor für einen Schlaganfall. Bei Frauen, die eine Migräne mit Aura haben, ist auch das Risiko für einen Herzinfarkt oder einen Tod durch vaskuläre Erkrankungen erhöht. Das absolute Risiko ist allerdings sehr gering. Die praktische Konsequenz ist aber, dass Frauen, die unter einer schweren Migräne mit Aura leiden, ihre möglicherweise bestehenden vaskulären Risikofaktoren wie Bluthochdruck, Fettstoffwechselstörung, Diabetes melittus behandeln lassen müssen. Die Einnahme der Pille und das Rauchen sollten unterlassen werden.

Krankheiten, die mit Migräne assoziiert sein können

Begleiterkrankung	Erläuterung
chronische Rückenschmerzen	chronische Schmerzen der Lendenwirbelsäule und Ischias
chronische Nackenschmerzen	chronische Schmerzen im Bereich der Halswirbelsäule
Depression	Häufige und schwere Migräneattacken können eine Depression verstärken.
Angsterkrankungen	Häufige und schwere Migräneattacken können eine Angsterkrankung verstärken: z. B. Angst vor der nächsten Attacke.
Schlafstörungen	Einschlaf- und Durchschlafstörungen
Asthma	Verengung der Bronchien
Übergewicht	vor allem bei chronischer Migräne, Gewichtsabnahme verbessert die Migräne
Reizdarm	Wahrscheinlich spielen dieselben Botenstoffe eine wichtige Rolle.
Fibromyalgie	chronische Schmerzerkrankung
Tinnitus (Ohrgeräusche)	Pfeifton oder Rauschen in einem oder beiden Ohren
Menière-Krankheit	Schwindelattacken mit Hörstörungen und Druck auf dem Ohr
Schwindel	verschiedene Schwindelformen, meist Drehschwindel
Schilddrüsenerkrankungen	sowohl Über- wie auch Unterfunktion der Schilddrüse
Bluthochdruck	erhöhte Blutdruckwerte
Schlaganfall	nur bei Frauen mit Migräneaura, vielen Attacken und weiteren Risikofaktoren
Autoimmunkrankheiten	z. B. Rheuma, Schildrüsenerkrankungen, Gefäßentzündung, Lupus erythematodes

Laura B.

Ein Leben mit Migräne

» Laura hatte schon als Kind immer wieder Attacken mit Bauchkrämpfen, Übelkeit und Schwindel, die eine halbe bis zu einer Stunde anhielten. Während der Pubertät kam es dann zur ersten richtigen Migräneattacke mit heftigen Kopfschmerzen, Übelkeit, Erbrechen sowie Licht- und Lärmempfindlichkeit. Die Attacke dauerte 45 Minuten. Der Kinderarzt stellte die Diagnose Migräne und erklärte den Eltern, dass die Bauchkrämpfe in der frühen Kindheit bereits die ersten Zeichen der Migräne waren.

Während der nächsten fünf Jahre kam es durchschnittlich zu einer Migräneattacke pro Monat, meist während der Periode. Gelegentlich trat aber auch eine Attacke nach Konsum von Rotwein auf. Die Attacken konnten gut mit Aspirin behandelt werden. Während des Studiums kam es zu vermehrtem Stress und zu einer Zunahme der Häufigkeit mit bis zu vier Attacken pro Monat. Laura konsultierte einen Neurologen. Der empfahl, zur Vorbeugung regelmäßig Ausdauersport zu betreiben und ein Entspannungsverfahren wie beispielsweise progressive Muskelrelaxation nach Jacobson oder Yoga zu erlernen. Zusätzlich verschrieb er zur medikamentösen Migränevorbeugung einen Betablocker. Unter diesen Maßnahmen besserte sich die Migräne wieder deutlich.

Laura arbeitete dann als Lehrerin. Während der ersten Schwangerschaft kam es zu einer deutlichen Verbesserung der Migräne und in den Schwangerschaftsmonaten sechs bis neun traten keine Migräneattacken mehr auf. Nach dem Ende der Stillzeit nahmen die Migräneattacken wieder an Häufigkeit zu, wurden aber nicht mehr so häufig wie vor der Schwangerschaft. Fünf Jahre später kam es zu einer belastenden Lebenssituation. Lauras Ehemann erkrankte schwer, sie hatte Stress mit ihrem Schulleiter und ihre Tochter war häufig krank. Der Neurologe empfahl ihr erneut eine medikamentöse Migräneprophylaxe mit einem Betablocker in Kombination mit Magnesium, Vitamin B_6 und Coenzym Q_{10}. Darunter besserte sich die Migräne in der Folgezeit wieder.

Ab dem 45. Lebensjahr, mit Beginn ihrer Wechseljahre, verbesserte sich die Migräne weiterhin und ab dem 50. Lebensjahr traten keine Migräneattacken mehr auf. «

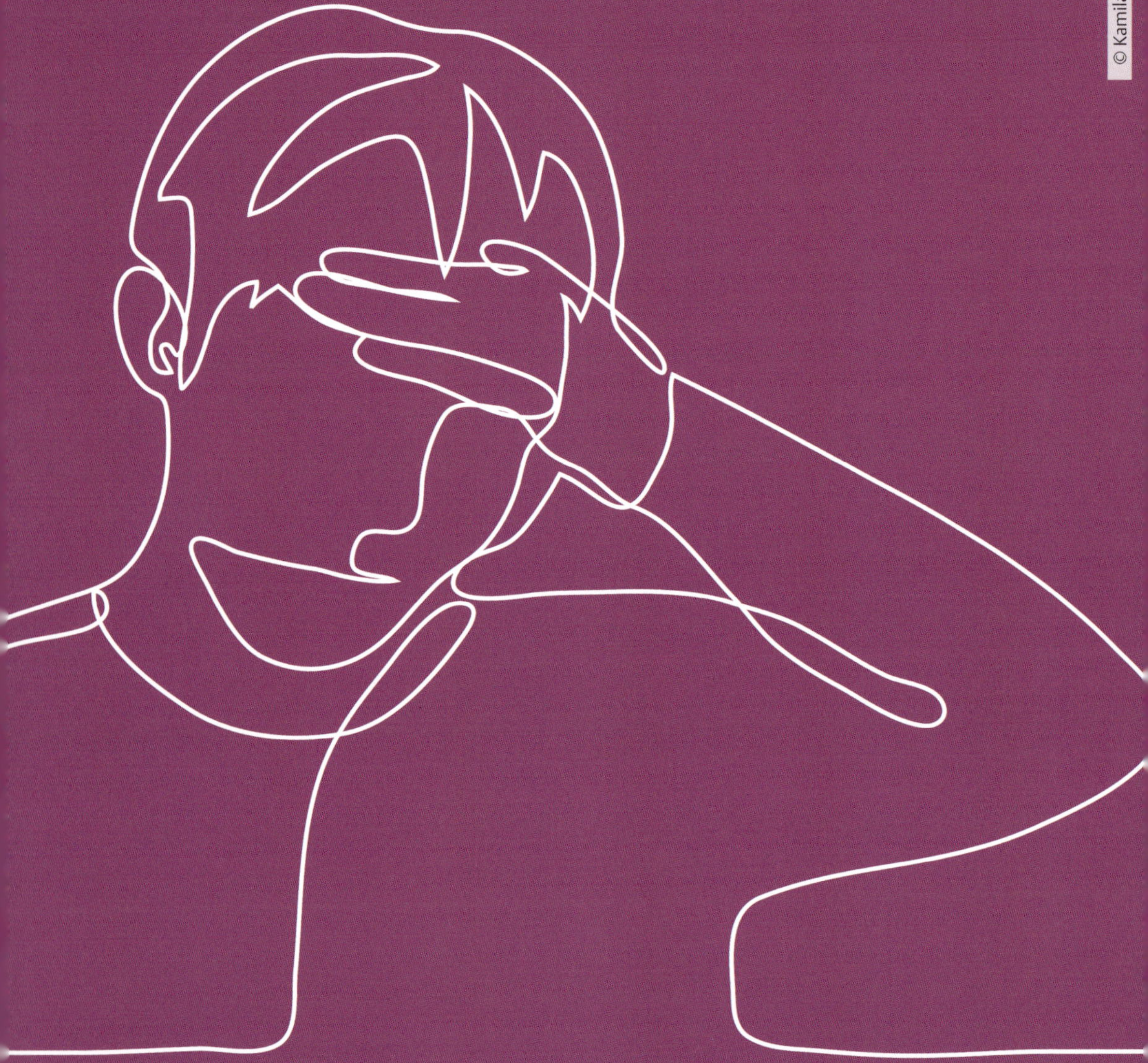

Behandlung der akuten Attacke

Welche Behandlungsmöglichkeiten gibt es überhaupt bei einem Migräneanfall? Wie wirken Medikamente und welche Nebenwirkungen haben sie?

Therapien mit und ohne Medikamente

Die Intensität der Kopfschmerzen bei einer akuten Migräneattacke erfordert üblicherweise die Einnahme von Medikamenten. Andere Möglichkeiten sind nur beschränkt nützlich.

Unterschieden werden einfache Schmerzmittel, wie beispielsweise Acetylsalicylsäure (Aspirin), Paracetamol oder Ibuprofen und Medikamente, die speziell für die Behandlung von Migräneattacken entwickelt worden sind, wie Triptane und Mutterkornalkaloide. Daneben gibt es noch Medikamente zur Behandlung von Übelkeit und Erbrechen im Rahmen von Migräneattacken.

Medikamentöse Behandlung von akuten Attacken

Schmerzmittel

Bei leichten und mittelschweren Migräneattacken können einfache Schmerzmittel (Analgetika) eingenommen werden. Zu diesen gehören die Acetylsalicylsäure, nichtsteroidale Antirheumatika wie Ibuprofen, Naproxen oder Diclofenac, Paracetamol, Metamizol und Kombinationspräparate, die Acetylsalicylsäure, Paracetamol und Koffein enthalten. Die folgende Tabelle zeigt Medikamente zur Behandlung akuter Migräneattacken, deren Wirksamkeit in kontrollierten Studien belegt wurde. Aufgeführt sind auch die häufigsten Nebenwirkungen und Gegenanzeigen.

Praktische Tipps zur Behandlung mit Schmerzmitteln

Beim Einsatz von Schmerzmitteln ist auf eine ausreichende Dosis zu achten. Die empfohlenen Dosierungen finden sich in der Tabelle rechts. Schmerzmittel soll-

Schmerzmittel zur Behandlung der akuten Migräneattacke

Arzneimittel	Dosis	Nebenwirkungen	Gegenanzeigen
Acetylsalicylsäure (ASS, Aspirin)	1000 mg	• Magenschmerzen, Übelkeit • Gerinnungsstörungen	• Magen-Darm-Geschwüre • Blutungsneigung • Schwangerschaft 6.–9. Monat
Acetylsalicylsäure-Lysinat	1000 mg		
Ibuprofen	200–600 mg	• wie ASS • Ödeme (Hautschwellungen)	• wie ASS • Blutungsneigung • geringer Niereninsuffizienz
Naproxen	500–1000 mg	wie Ibuprofen	wie Ibuprofen
Diclofenac-Kalium	50–100 mg		
Metamizol	1000 mg	allergische Reaktion	Erkrankungen des blutbildenden Systems im Knochenmark
Paracetamol	1000 mg	Blutbildveränderungen	Leberschäden
Acetylsalicylsäure + Paracetamol + Koffein	2 × 250 mg + 200 mg + 50 mg	wie ASS und Paracetamol	wie ASS und Paracetamol

ten nach Möglichkeit früh und bei Beginn der Migräneattacke eingenommen werden. Sie wirken allerdings nicht, wenn sie in der Vorphase der Attacke eingenommen werden, bevor die Kopfschmerzen beginnen. Werden sie erst eingenommen, wenn die Migränekopfschmerzen ihren Höhepunkt erreicht haben, sind sie deutlich weniger oder nicht mehr wirksam. Während einer Attacke kommt bei einem Teil der Patienten die Bewegung von Magen und Darm zum Stillstand. Dann werden Tabletten nicht aus dem Magen in den Darm transportiert und die Inhaltsstoffe nur unzureichend in den Blutkreislauf aufgenommen. Daher wird empfohlen, dass Schmerzmittel zur Behandlung von Migräneattacken möglichst in löslicher Form eingenommen werden. Lysinierte Formen von Schmerzmitteln werden deutlich schneller in den Blutkreislauf aufgenommen als normale Tabletten.

Wenn es bei Migräneattacken schon früh zu Erbrechen kommt, ergibt es keinen Sinn, eine Tablette einzunehmen. In diesem Fall sollte auf ein Schmerzmittel zurückgegriffen werden, das auch als Zäpfchen verabreicht werden kann. Manchmal ist es notwendig, verschiedene Klassen von Schmerzmitteln auszuprobieren, um herauszubekommen, auf welche Form man am besten anspricht. Koffein kann die Wirkung von Schmerzmitteln verstärken. Wenn keine Übelkeit besteht, kann Koffein auch in Form von koffeinhaltigen Getränken wie Kaffee oder Cola eingenommen werden. Sie können selbst ausprobieren, ob Koffein bei Ihnen wirkt: Behandeln Sie je zwei Migräneattacken mit einem Schmerzmittel zusammen mit zwei Tassen starkem Kaffee und zwei Attacken nur mit einem Schmerzmittel. Dann sehen Sie, ob die Kombination besser wirkt. Allerdings sollten Sie Koffein meiden, wenn Sie sich während der Attacke hinlegen und schlafen wollen.

Spezielle Migränemittel

Die Substanzgruppe der Triptane wurde speziell zur Behandlung von akuten Migräneattacken entwickelt. Die entsprechenden Medikamentennamen enden alle auf »triptan«. Triptane sind übrigens bei Spannungskopfschmerzen nicht wirksam.

Triptane wurden ursprünglich entwickelt, um bei Venen (beispielsweise bei Krampfadern) eine Gefäßerweiterung zu verhindern. Die tierexperimentellen Untersuchungen zeigten aber, dass Triptane an Venen sehr wenig wirken, aber da-

Wirkung der Triptane bei einer Migräneattacke

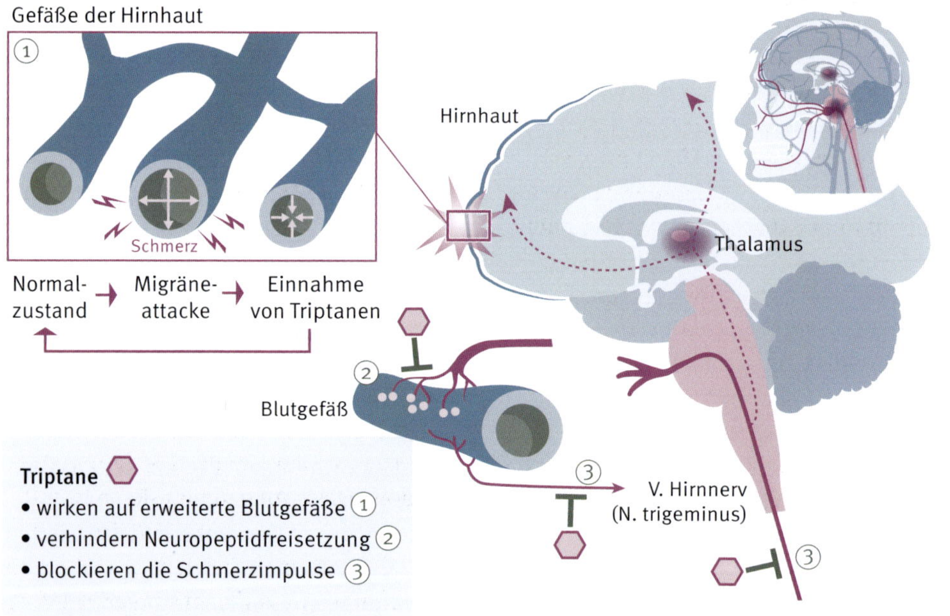

für eine besonders gute Wirkung haben, um erweiterte Arterien im Bereich der Hirnhaut zu verengen. Die Triptane wirken sowohl auf die erweiterten Blutgefäße im Bereich von Hirnhaut und Gehirn als auch auf die Nervenendigungen schmerzleitender Fasern im Bereich von Kopf und Gesicht und im Gehirn.

Das erste Triptan, das entwickelt wurde, war Sumatriptan (damals mit dem Markennamen Imigran). Die ersten Studien zum Einsatz von Sumatriptan zur Behandlung von akuten Migräneattacken wurden in Deutschland durchgeführt. Wir beobachteten damals ein Phänomen, das wir bei der Behandlung von Migräneattacken mit Schmerzmitteln nie bemerken konnten: Wenn Sumatriptan unter die Haut injiziert wurde, berichteten einige Patienten, dass sie das Gefühl hatten, dass innerhalb der nächsten 15 Minuten ein »Schalter« im Gehirn umgelegt wurde und sich die Migräne rasch besserte. Die dann durchgeführten großen Studien mit der gespritzten Form von Sumatriptan und den Sumatriptan-Tabletten zeigten eine deutliche Überlegenheit gegenüber Scheinmedikamenten (Placebo) und gegenüber einfachen Schmerzmitteln. Alle Triptane sind deutlich wirksamer als einfache Schmerzmittel, wenn es darum geht, Patienten innerhalb von zwei Stunden schmerzfrei zu bekommen. Triptane wirken sich auch positiv auf die Begleitsymptome der Migräne wie Licht- und Lärmempfindlichkeit, Übelkeit oder Erbrechen aus.

Triptane werden extrem gut vertragen. Es gibt nur wenig Nebenwirkungen. Nach den ersten Dosierungen kann es zu einem Engegefühl im Bereich der Brust kommen, das harmlos ist und nicht durch eine Verengung der Herzkranzgefäße zustande kommt. Vermeintliche Nebenwirkungen wie Müdigkeit, Benommenheit und Schwindel können durchaus Restsymptome der Migräneattacke sein, die dann wahrgenommen werden, wenn die Triptane erfolgreich den Kopfschmerz beseitigt haben. Manche Patienten haben Angst vor den möglichen Nebenwirkungen dieser Medikamente. Diese Angst ist unbegründet. Wenn die Gegenanzeigen beachtet werden (siehe folgende Tabelle, Seite 44), sind Triptane sehr sichere Medikamente.

Es gibt sieben verschiedene Triptane, die in der Tabelle dargestellt sind. Einige davon gibt es auch als Nasenspray für Patienten, bei denen früh während der Migräneattacke Erbrechen auftritt und die keine Tabletten einnehmen können (z. B. Sumatriptan und Zolmitriptan). Ein Medikament, nämlich Sumatriptan, steht auch zur Injektion unter der Haut in einem Pen zur Verfügung. Dieser Pen ähnelt dem, den Patienten mit Diabetes mellitus benutzen, um sich Insulin zu spritzen. Er kann vom Patienten selbst benutzt werden, um die Substanz zu injizieren. Diese Anwendungsform ist mit Abstand am wirksamsten und ist reserviert für Patienten, bei denen Triptane als Tabletten nicht wirksam sind oder sofort eine Wirksamkeit während einer Migräneattacke benötigt wird.

Triptane sollen dann eingesetzt werden, wenn Schmerzmittel nicht oder nicht ausreichend wirksam sind. Besonderen Nutzen haben Patienten, die unter schweren Migräneattacken mit heftigen Kopfschmerzen leiden. Triptane wirken allerdings nicht immer und nicht bei jeder Migräneattacke.

Naratriptan und Almotriptan sind als freiverkäufliche Präparate ohne Rezept unter den Handelsnamen Formigran und Dolortriptan erhältlich.

Therapie der akuten Migräneattacke mit Triptanen

Arzneimittel	Dosis	Nebenwirkungen	Gegenanzeigen
Sumatriptan	50–100 mg als Tablette 10–20 mg Nasenspray 3 oder 6 mg subkutan mit Autoinjektor (Pen)	• Engegefühl im Bereich der Brust und des Halses • Missempfindungen der Extremitäten • Kältegefühl • Lokalreaktion an der Injektionsstelle	• schlecht behandelter Bluthochdruck • koronare Herzerkrankung • Angina pectoris • Herzinfarkt in der Vorgeschichte • Morbus Raynaud • arterielle Verschlusskrankheit der Beine • TIA oder Schlaganfall • Schwangerschaft, Stillzeit • Kinder unter 12 Jahren • schwere Leber- oder Niereninsuffizienz • mehrere vaskuläre Risikofaktoren • gleichzeitige Behandlung mit Ergotamin • innerhalb von zwei Wochen nach Absetzen eines MAO-Hemmers zur Behandlung einer Depression
Zolmitriptan (AscoTop/Zomig)	2,5–5 mg als Tablette 2,5–5 mg als Schmelztablette 5 mg Nasenspray	wie Sumatriptan	
Naratriptan (Naramig)	2,5 mg als Tablette	etwas geringer als Sumatriptan	
Rizatriptan (Maxalt)	10 mg als Tablette oder Schmelztablette (5 mg bei Einnahme von Propranolol)	wie Sumatriptan	
Almotriptan (Almogran)	12,5 mg als Tablette	etwas geringer als Sumatriptan	
Eletriptan (Relpax)	20, 40 mg als Tablette	wie Sumatriptan	
Frovatriptan (Allegro)	2,5 mg als Tablette	etwas geringer als Sumatriptan	

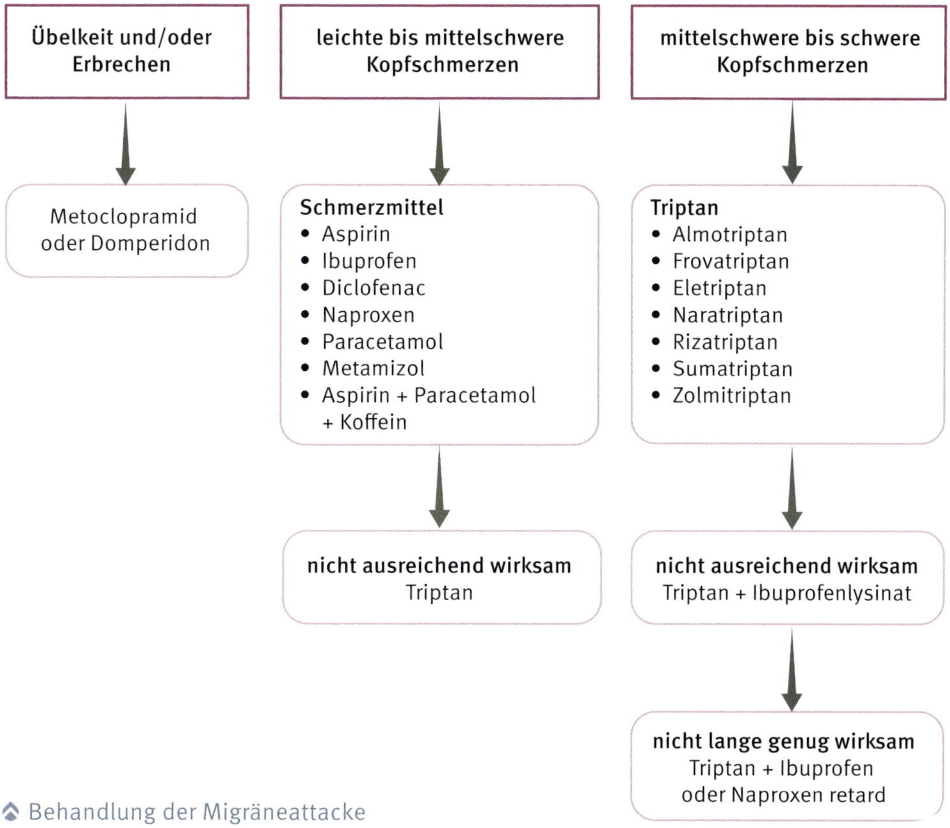

Behandlung der Migräneattacke

Praktische Tipps zu den Triptanen

Die Triptane sollten gleich zu Anfang einer Migräneattacke eingenommen werden, bevor der Kopfschmerz seinen Höhepunkt erreicht hat. Wenn der Kopfschmerz die maximale Ausprägung erreicht hat, sind Triptane zum Teil nicht mehr wirksam. Triptane sollten allerdings nicht eingenommen werden, solange noch die neurologischen Ausfälle im Rahmen der Aura bestehen. Bei bis zu 40 % aller Patienten kommt es innerhalb von zwei Stunden zu Schmerzfreiheit, wenn akute Attacken mit Triptanen behandelt werden. Bei bis zu zwei Drittel der Patienten bessern sich die Kopfschmerzen von schwer oder mittelschwer auf leichte oder keine Kopfschmerzen (Abbildung Seite 46).

Triptane haben eine begrenzte Wirkdauer. Bei sehr lang anhaltenden Migräneattacken (länger als 12 Stunden) kann es deshalb zu einer Wiederkehr der Migränesymptomatik nach 12–24 Stunden kommen (siehe Abbildung, Seite 47). In diesen Fällen kann eine zweite Dosis desselben Triptans eingenommen werden. Wenn die erste Einnahme eines Triptans nicht wirksam ist, ergibt es aber keinen Sinn, in derselben Attacke dasselbe Triptan nochmals einzunehmen oder ein anderes Triptan.

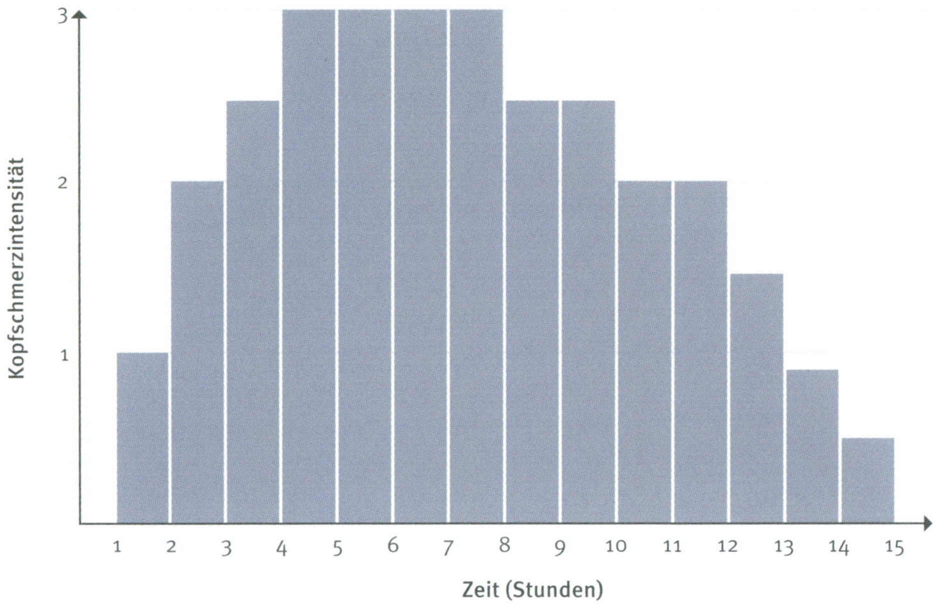

Stärke der Kopfschmerzen bei einer typischen Migräneattacke

Verlauf der Kopfschmerzen nach der Einnahme eines Triptans

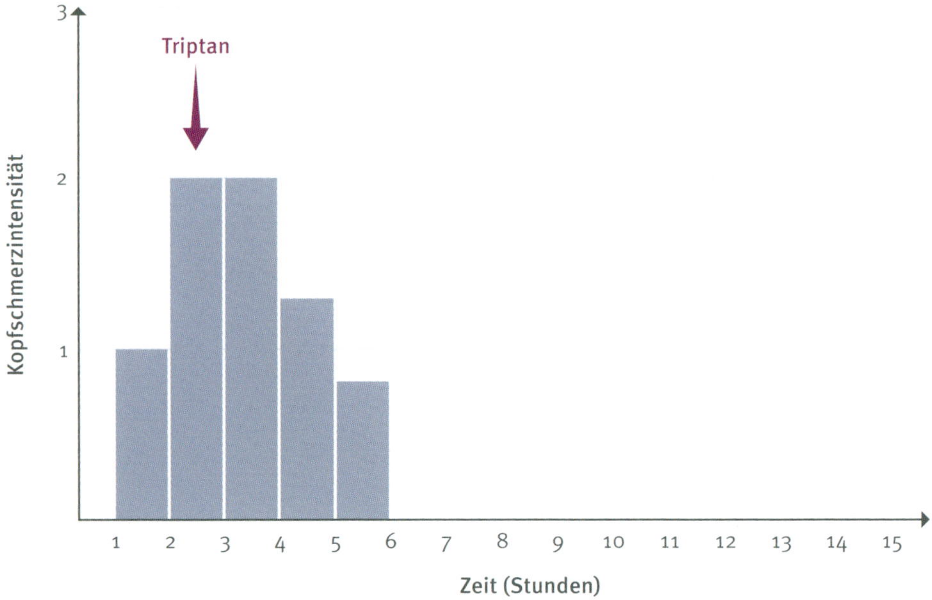

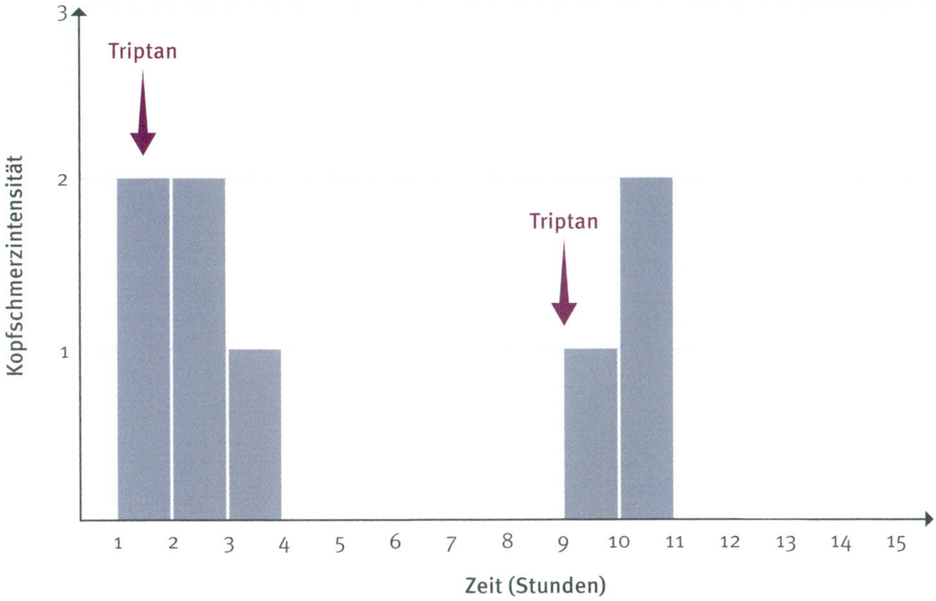

Zweite Anwendung eines Triptans bei Wiederkehren der Kopfschmerzen nach anfangs guter Wirkung der Behandlung

Ein Triptan als alleinige Therapie ist nicht ausreichend wirksam. Daher gilt bei wiederkehrenden Kopfschmerzen eine Kombinationstherapie aus einem Triptan plus Ibuprofen.

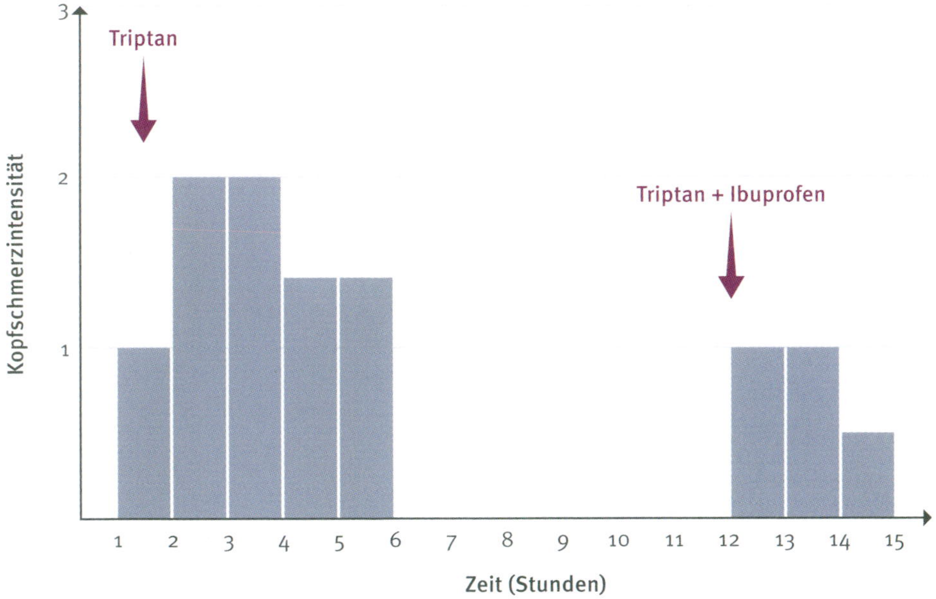

Nicht jedes Triptan ist bei jedem Menschen bei jeder Migräneattacke gleich wirksam. Die Triptane unterscheiden sich in ihrer Wirkstärke, dem Beginn bis zum Wirkungseintritt und in ihrer Wirkdauer. Daher kann es notwendig sein, verschiedene Triptane auszuprobieren, um herauszubekommen, welches Triptan am besten hilft. Am besten wirksam sind Sumatriptan, Rizatriptan und Eletriptan. Am längsten wirken Frovatriptan und Naratriptan.

Patienten, bei denen die Triptane nicht ausreichend wirksam sind, können das Triptan mit schnell wirksamen Schmerzmitteln wie Ibuprofen, Naproxen oder Diclofenac kombinieren (siehe Abbildung, Seite 47). Wenn Triptane nicht ausreichend lang wirksam sind und die Migränesymptomatik regelmäßig wieder auftritt, können sie mit nichtsteroidalen Antirheumatika in retardierter Form kombiniert werden. Retardiert heißt, dass das Medikament langsam freigesetzt wird (Medikamentenname endet auf »retard«). Eine andere Möglichkeit ist, das nichtsteroidale Antirheumatikum 6–8 Stunden nach Einnahme des Triptans einzunehmen.

Unerwünschte Arzneimittelwirkungen und Gegenanzeigen

Triptane haben eine verengende Wirkung auf Blutgefäße, daher sollten sie nicht eingenommen werden von Menschen mit schweren Erkrankungen der Blutgefäße. Dies betrifft Patienten, die eine koronare Herzerkrankung haben, einen Herzinfarkt hatten, Patienten mit erlittenem Schlaganfall oder flüchtiger Durchblutungsstörung des Gehirns sowie Patienten mit schweren Durchblutungsstörungen der Beine (periphere arterielle Verschlusskrankheit = Schaufensterkrankheit).

Triptane können, wenn sie zu häufig eingenommen werden, bei manchen Menschen mit Migräne zu einer paradoxen Verschlechterung der Migräne führen. Dies führt mitunter zu einer Zunahme der Zahl der Migräneattacken pro Monat. Dieses Risiko besteht, wenn an mehr als zehn Tagen im Monat Triptane eingenommen werden. Wenn diese Schwelle erreicht wird, sollten Sie unbedingt Ihren Arzt aufsuchen. Es besteht dann sehr wahrscheinlich die dringende Notwendigkeit einer medikamentösen und nicht medikamentösen vorbeugenden Behandlung der Migräne (siehe »Medikamente und Tipps zur Einnahme«, Seite 60).

Mutterkornalkaloide

Mutterkornalkaloide, wie zum Beispiel Ergotamin, waren die ersten spezifischen Medikamente zur Behandlung von akuten Migräneattacken. Sie wurden in der Zeit vor dem Zweiten Weltkrieg entwickelt und waren die Standardbehandlung bis zur Einführung der Triptane. Mutterkornalkaloide sind allerdings weniger wirksam als die Triptane, haben deutlich mehr Nebenwirkungen (beispielsweise Übelkeit und Erbrechen) und führen rascher als Triptane zu einem Dauerkopfschmerz oder einer Verschlechterung der Migräne, wenn sie häufig eingenommen werden. Sie sollten daher nicht mehr zur Behandlung von akuten Migräneattacken eingesetzt werden.

Wenn Sie noch Mutterkornalkaloide in Ihrem Medikamentenschrank haben, bringen Sie die Tabletten zur sicheren Entsorgung entweder in die Apotheke oder schauen Sie, wie Ihre Kommune das regelt (siehe Empfehlungen des Autors, Seite 115).

Behandlung von Übelkeit und Erbrechen

Es gibt spezielle Medikamente zur Behandlung von Übelkeit und Erbrechen im Rahmen von Migräneattacken. Diese Medikamente sind verschreibungspflichtig und können der folgenden Tabelle entnommen werden. Metoclopramid kann auch der Darmschleimhaut helfen, das Triptan schneller aufzunehmen, weshalb es häufig direkt zusammen mit dem Triptan eingenommen wird. In seltenen Fällen kann es nach Einnahme dieser Medikamente zu einer Überreaktion von Muskelgruppen kommen, zusammen mit einer Verkrampfung der Zunge und der Schluckmuskulatur. Die Einnahme dieser Medikamentengruppe ist bei Kindern und Jugendlichen eingeschränkt (Einzelheiten entnehmen Sie ebenfalls der Tabelle). Ingwer ist leider nicht wirksam, auch wenn er auf diversen Internetseiten immer wieder empfohlen wird.

Medikamente gegen Übelkeit und Erbrechen

Arzneimittel	Dosis	Nebenwirkungen	Gegenanzeigen
Metoclopramid (MCP)	10–20 mg als Tablette 20 mg als Zäpfchen	Verkrampfungen von Zunge und Schluckmuskulatur, Unruhezustände	• Kinder unter 14 Jahren • Epilepsie • Schwangerschaft • Tumore der Hirnanhangsdrüse (Hypophyse)
Domperidon	20–30 mg als Tablette	wie bei Metoclopramid, aber seltener	Kinder unter 10 Jahren sonst siehe Metoclopramid, aber geringer ausgeprägt und seltener

Nicht medikamentöse Behandlung

Die nicht medikamentöse Behandlung von akuten Migräneattacken ist nur sehr eingeschränkt wirksam. Bei manchen Patienten ist das Einreiben der Schläfen mit Pfefferminzöl hilfreich, wenn die Kopfschmerzintensität nicht sehr hoch ist.

Die üblichen Empfehlungen zum Verhalten während einer Migräneattacke werden von dem Patienten bereits instinktiv befolgt. Dazu gehört der Rückzug in ein dunkles, ruhiges Zimmer, Bettruhe mit dem Versuch zu schlafen, Vermeidung von hellem Licht und Lärm und die Anwendung von Kältekompressen (Coldpacks) im Bereich von Stirn oder Nacken. Manchen Patienten hilft auch die lokale Anwendung von Wärme.

Johanna M.

Behandlung der Migräneattacke

» *Johanna ist 26 Jahre alt und arbeitet als Krankenschwester. Der Beruf ist mit viel Stress verbunden. Sie leidet seit dem 16. Lebensjahr unter seltenen und nicht sehr schweren Migräneattacken. Anfangs traten diese meist während ihrer Periode auf. Diese konnte sie erfolgreich mit 1000 mg Aspirin in Tablettenform behandeln. Sie hatte nach einiger Zeit aber das Gefühl, dass Aspirin nicht mehr so gut wirkte. Der Apotheker empfahl ihr daher, Aspirin in löslicher Form einzunehmen, da dies schneller und besser wirkt. Dieser Vorschlag führte auch dazu, dass Johanna die Migräneattacken wieder besser behandeln konnte.*

Im Laufe der Jahre wurde die Migräne dann aber schlechter und die Attacken wurden schwerer und länger. Johanna entschloss sich daher, für die weitere Behandlung zu ihrem Hausarzt zu gehen. Der empfahl ihr, die Attacken mit Sumatriptan 50 mg zu behandeln. Sumatriptan ist besser wirksam als Aspirin. Allerdings ist eine Dosis von 50 mg bei vielen Patienten mit Migräne nicht ausreichend wirksam. Johanna war aber insgesamt mit dem Behandlungserfolg nicht zufrieden. Der hinzugezogene Neurologe empfahl ihr daher, die Dosis von Sumatriptan auf 100 mg zu erhöhen und gegen die Übelkeit Metoclopramid in Tropfenform zu nehmen. Die höhere Dosis war deutlich wirksamer. So kam Johanna fast fünf Jahre gut zurecht. Dann hatte sie aber das Gefühl, dass Sumatriptan nicht mehr so gut wirkt. Es wird häufig beobachtet, dass im Lauf des Lebens die Migräneattacken in-

tensiver werden und dann eine bisher wirksame Therapie nicht mehr ausreichend wirksam ist. Der Neurologe verschrieb ihr daher Eletriptan 40 mg in Kombination mit 400 mg Ibuprofen. Die Kombination eines Triptans mit einem nichtsteroidalen Antirheumatikum ist wirksamer als eine alleinige Therapie mit einem Triptan. Damit konnte Johanna ihre Attacken wieder gut behandeln. Die Medikamente wirkten und sie war innerhalb von 60 Minuten schmerzfrei. Die Migränesymptomatik kam allerdings nach acht Stunden zurück. Das liegt daran, dass eine Migräneattacke häufig länger dauert als die Wirksamkeit der Medikamente. Daraufhin empfahl der Neurologe, sie solle zu diesem Zeitpunkt dann entweder eine zweite Dosis Eletriptan einnehmen oder schon zu Beginn der Attacke Eletriptan mit 400 mg Ibuprofen in langsam freisetzender Form (retard) zu behandeln. Johanna versuchte den zweiten Vorschlag und stellte fest, dass sie damit die wiederkehrenden Kopfschmerzen gut im Griff hatte. Derzeit hat Johanna Migräneattacken mit unterschiedlicher Intensität und Dauer. Sie hat in der Zwischenzeit ein gutes Gefühl dafür entwickelt, wie sich eine aktuelle Migräneattacke auswirken wird. Wenn sie das Gefühl hat, dass die Migräneattacke nicht so schlimm wird, nimmt sie eine einzelne Dosis von 40 mg Eletriptan. Wenn sie denkt, dass die Migräneattacke schlimm wird, nimmt sie Metoclopramidtropfen gegen die Übelkeit gefolgt von 40 mg Eletriptan in Kombination mit 400 mg Ibuprofen in retardierter Form.

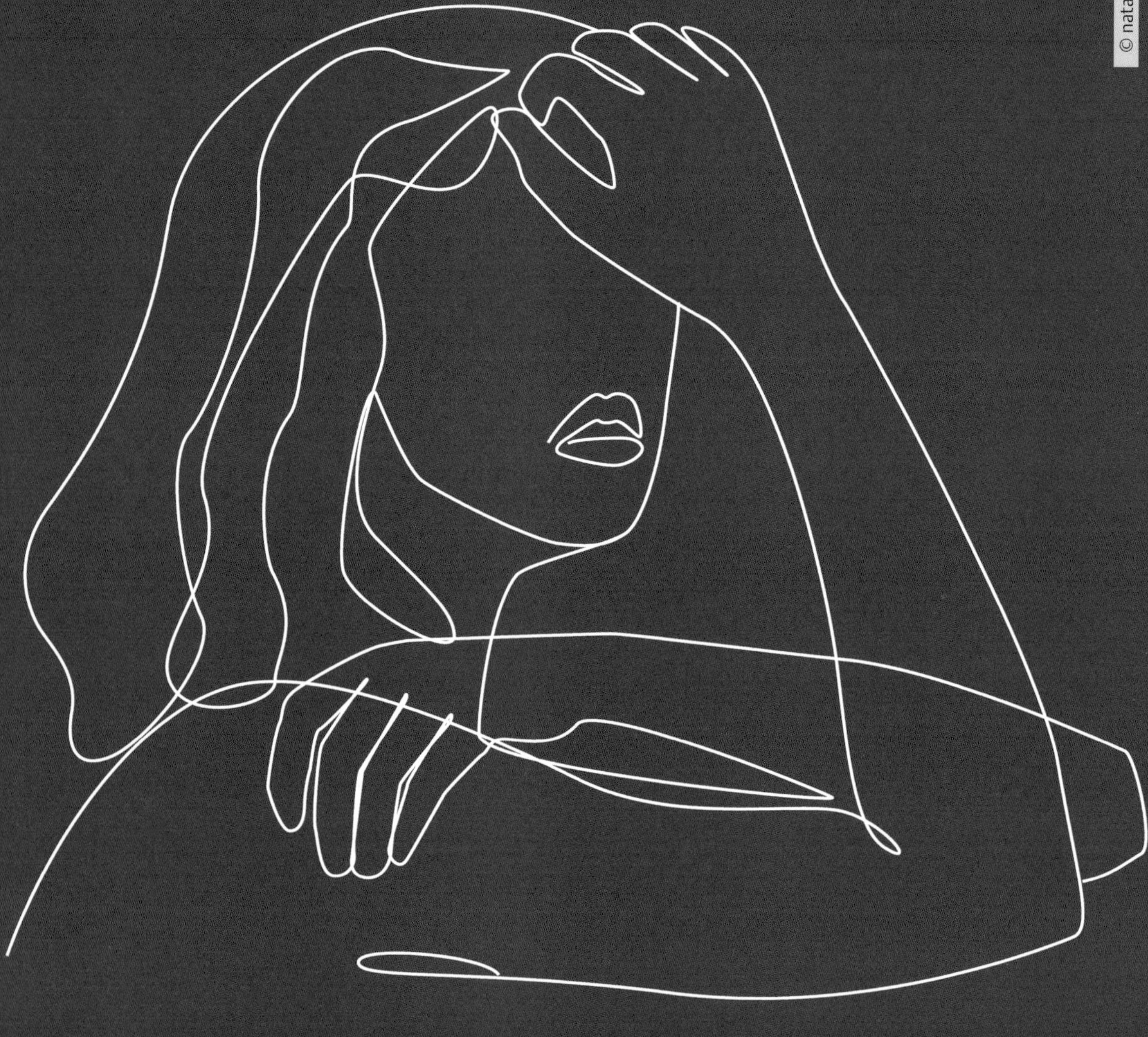

Besonderheiten bei der Akutbehandlung

Was gibt es bei der Behandlung von Migräneattacken zu beachten? Welche Personengruppen und Lebensumstände bedürfen der besonderen Aufmerksamkeit?

Worauf bei einer Behandlung zu achten ist

Nicht nur bei Risikopatienten oder mit Nebenerkrankungen sollten bestimmte Dinge und Umstände beachtet werden. Und wenn eine Behandlung nicht anschlägt, hat das Ursachen.

Wenn Sie unter anderen Krankheiten als der Migräne leiden oder besondere Risikofaktoren haben, sollten Sie unbedingt vor dem Einsatz freiverkäuflicher Medikamente mit ihrem Hausarzt besprechen. Verschreibt der behandelnde Arzt ein Triptan, sollten Sie ebenfalls auf möglicherweise bestehende Begleiterkrankungen hinweisen.

Wenn Tabletten nicht wirken

Schwere Migräneattacken, bei denen Tabletten nicht wirken, können mit der Sumatriptan-Spritze mit 3 oder 6 mg, unter die Haut (subkutan) injiziert, behandelt werden. Eine Alternative ist, außerhalb der üblichen Sprechzeiten des Hausarztes, der ärztliche Bereitschaftsdienst. Er ist unter der bundesweiten Telefonnummer 116 117 zu erreichen. Die Nummer funktioniert ohne Vorbehalt, gilt deutschlandweit und ist kostenlos. Der diensthabende Arzt kann eine sehr schwere Migräneattacke durch die intravenöse Gabe von Acetylsalicylsäure oder die subkutane Gabe von 3 oder 6 mg Sumatriptan behandeln, wenn man selbst keinen Pen hat. Nach Möglichkeit sollte das Aufsuchen einer Notaufnahme im Krankenhaus vermieden werden, da dies hohe Kosten verursacht.

Migräneattacken bei Kindern und Jugendlichen

Bei Kindern und Jugendlichen sollten entweder Paracetamol oder Ibuprofen Verwendung finden.

Die Dosis von Ibuprofen oder Paracetamol beträgt 10–15 mg/kg Körpergewicht. Es dürfen innerhalb von 24 Stunden nicht mehr als drei Dosierungen gegeben werden. Für die Triptane gibt es nur eine Zulassung für den Sumatriptan-Nasenspray in einer Dosierung von 10 mg und Zolmitriptan-Nasenspray 5 mg ab dem 12. Lebensjahr. Ab dem 15. Lebensjahr können die Triptane wie bei Erwachsenen gegeben werden.

Die kindliche Migräne spricht besonders gut auf Bettruhe und Schlaf an.

Ältere Menschen

Bei der Behandlung von Migräneattacken bei älteren Menschen müssen mögliche Begleiterkrankungen und Gegenanzeigen beachtet werden. Da ältere Menschen häufiger unter Durchblutungsstörungen wie einer koronaren Herzkrankheit, Schlaganfällen oder schweren Durchblutungsstörung der Beine leiden, kommt unter diesen Umständen ein Triptan nicht in Betracht.

Schwangerschaft und Stillzeit

In der Schwangerschaft und Stillzeit sollte nach Möglichkeit nur Paracetamol benutzt werden. Von allen Schmerzmitteln hat es das geringste Risiko für das entstehende Kind. Allerdings besteht auch bei der Einnahme von Paracetamol ein gering erhöhtes Missbildungsrisiko. Wahrscheinlich gilt dies aber nur, wenn Paracetamol häufig eingenommen wird. Zwischen den Schwangerschaftsmonaten drei bis sechs können auch nichtsteroidale Antirheumatika wie Ibuprofen gegeben werden. Triptane sind in der Schwangerschaft nicht zugelassen. Es gibt allerdings umfangreiche Daten, die zeigen, dass Triptane keine schädigende Wirkung auf Mutter oder Kind haben. Bei schweren Migräneattacken, die zwei bis drei Tage dauern, ist mit hoher Wahrscheinlichkeit die Gabe eines Triptans weniger belastend als der Stress und der Flüssigkeitsverlust durch eine schwere Migräneattacke.

Während der Stillzeit sollten Attacken mit Ibuprofen oder Paracetamol behandelt werden. Triptane sollten nach Möglichkeit gemieden werden. Metamizol sollte während der Stillzeit ebenfalls nicht Verwendung finden. Metoclopramid geht in die Muttermilch über und sollte daher nur eingesetzt werden, wenn es keine andere Möglichkeit gibt, Übelkeit und Erbrechen zu beeinflussen.

Menstruation

Migräneattacken während der Periode sind meist länger, haben eine höhere Intensität und mehr Begleitsymptome. Die Behandlung erfolgt wie bei anderen Attacken auch, wobei hier die Wirksamkeit der Triptane besser belegt ist als die Wirksamkeit von Schmerzmitteln. Wenn die Migräneattacken jeden Monat während der Blutung auftreten und länger als zwei Tage anhalten, kann auch eine kurzzeitige Vorbeugung mit Frovatriptan oder Naratriptan, einmal täglich am Tag vor der zu erwartenden Blutung bis am dritten Tag der Periode, vorbeugend eingesetzt werden. Diese Anwendung von Naratriptan oder Frovatriptan ist allerdings noch nicht zugelassen, da die Firmen, die diese Medikamente herstellen, keinen Zulassungsantrag gestellt haben.

Status migraenosus

Unter einem Status migraenosus versteht man Migräneattacken, die länger als 72 Stunden anhalten. Diese Attacken sind meist jenseits von 48 Stunden einer medikamentösen Behandlung mit Schmerzmitteln oder Triptanen nicht mehr zugänglich. In diesen Fällen kann die intravenöse Gabe von 1000 mg Acetylsalicylsäure helfen. Wenn dieser Therapieansatz scheitert, wird einmalig eine Dosis von 40–80 mg Prednison (Kortison) gegeben. Manche Patienten benötigen allerdings Kortison über mehrere Tage. Menschen, bei denen immer wieder ein Status migraenosus auftritt, sollten in einem Kopfschmerzzentrum betreut werden.

Warum versagt die Behandlung einer Migräneattacke bei mir?

- Stimmt die Diagnose Migräne? Triptane sind nur bei Migräne und bei Clusterkopfschmerz wirksam. Sie funktionieren nicht bei Spannungskopfschmerz.
- War die Dosis des Schmerzmittels hoch genug? Manche Patienten nehmen aus Angst vor Nebenwirkungen eine zu geringe Dosis eines Schmerzmittels oder eines Triptans ein. Die wirksame Dosis von Aspirin beträgt 1000 mg und die von Sumatriptan 100 mg.
- Bestand zum Zeitpunkt der Medikamenteneinnahme ausgeprägte Übelkeit? In diesem Fall sollte das Schmerz- oder Migränemittel mit einem Mittel gegen Übelkeit, zum Beispiel MCP, kombiniert werden.
- Wenn die Schmerztablette nicht wirkt, sehen Sie nach, ob es sich um eine rasch lösliche Form des Medikamentes handelt. Der Name des Schmerzmittels sollte auf »lysinat« enden. Nehmen Sie keine Medikamente ein, die sich langsam auflösen oder aufgenommen werden. Diese Medikamente haben den Zusatz »retard«.
- Wenn Sie warten, bis die Kopfschmerzen während einer Migräneattacke ihren Höhepunkt erreicht haben, sind Schmerz- und Migränemittel häufig nicht oder nicht ausreichend wirksam. Das Medikament wurde also zu spät eingenommen.

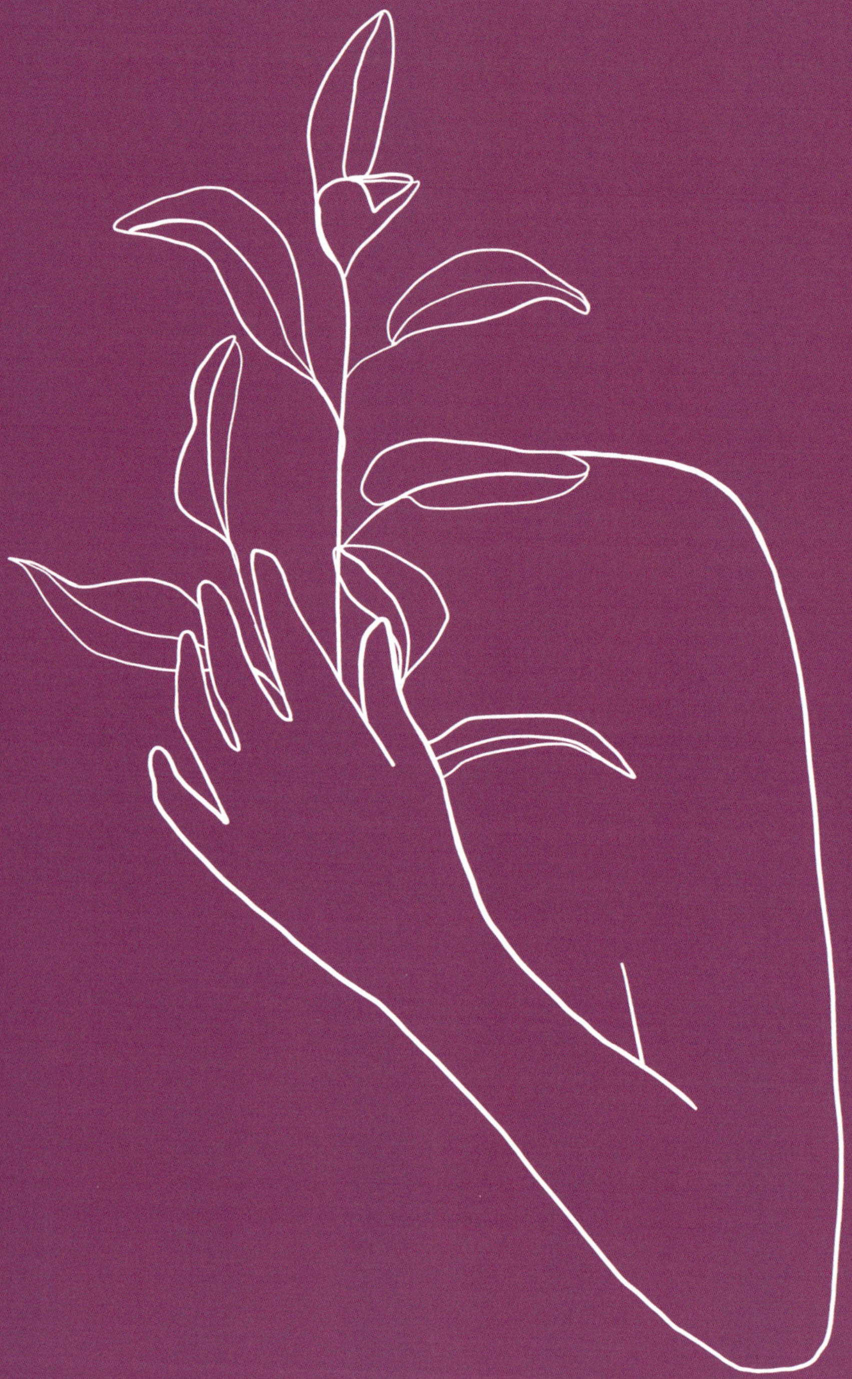

Vorbeugung mit Medikamenten

Es gibt auch Wege der Behandlung, die vorbeugend gegen Migräne helfen können. Dafür gibt es Medikamente und einige wenige natürliche Stoffe.

Medikamente und Tipps zur Einnahme

Einigen Patienten mit Migräne entwickeln im Lauf der Zeit so häufige oder schwere Attacken, dass die alleinige Behandlung der akuten Attacken nicht mehr ausreichend ist.

Die vorbeugende Behandlung sollte insbesondere dann begonnen werden, wenn die Lebensqualität eingeschränkt ist oder wenn die normale Funktionsfähigkeit am Arbeitsplatz oder in der Familie nicht mehr gegeben ist.

Kriterien, die für den Beginn einer medikamentösen Migränevorbeugung sprechen, sind:

- drei oder mehr Migräneattacken pro Monat
- Migräneattacken, die auf Akutmedikation nicht ausreichend ansprechen
- ausgeprägte Nebenwirkungen auf die Medikamente zur Behandlung akuter Migräneattacken
- zu häufige Einnahme von Schmerz- oder Migränemitteln (an zehn oder mehr Tagen im Monat)
- Migräneattacken, die regelmäßig zu Fehlzeiten am Arbeitsplatz führen
- häufige Migräneattacken, die die Funktionsfähigkeit im Haushalt oder die Teilhabe am Sozialleben beeinträchtigen

Medikamente zur Vorbeugung

Mit einer medikamentösen Vorbeugung soll eine wirksame Reduktion der Häufigkeit der Migräneattacken erreicht werden. Dazu ist es wünschenswert, dass durch die vorbeugende Behandlung Intensität und Dauer der Migräneattacken abnehmen. Als Maßstab für einen Behandlungserfolg gilt üblicherweise, wenn sich die Zahl der Migränetage pro Monat um 50 % oder mehr reduziert.

Die Wirksamkeit der traditionellen Medikamente zur Migränevorbeugung wurde meist zufällig entdeckt, wenn diese für ihren ursprünglichen Verwendungszweck eingesetzt wurden. Ein Beispiel sind die Betarezeptorenblocker, die zur Behandlung von hohem Blutdruck oder Herzrhythmusstörungen verabreicht wurden. Einige Patienten mit Migräne berichteten dann, dass sich auch die Häufigkeit und Schwere Ihre Migräneattacken gebessert hatte. In der Folgezeit wurden große Studien zum Wirknachweis der Betablocker im Vergleich zu einem Scheinmedikament (Placebo) durchgeführt, die eine Wirkung der Betablocker auf die Häufigkeit der Migräneattacken zeigten. Ähnliches gilt für die anderen traditionellen Medikamente zur Migränevorbeugung. Flunarizin wurde ursprünglich zur Behandlung von Schwindel verwendet. Topiramat und Valproinsäure waren zunächst Medikamente zur Behandlung der Epilepsie. Trizyklische Antidepressiva werden üblicherweise zur Behandlung bei Depression verabreicht.

Für die Zulassung eines vorbeugenden Medikaments für Migräne ist ein umfangreiches Studienprogramm notwendig. Zunächst wird in kleineren Studien untersucht, welche Dosis zur Migränevorbeugung am besten wirksam ist und gleichzeitig die wenigsten unerwünschten Arzneimittelwirkungen (Nebenwirkungen) hat. Dann werden mindestens zwei große Studien durchgeführt, in denen das neue Medikament mit einem Scheinmedikament (Placebo) verglichen wird. Nur wenn es eine eindeutig bessere Wirkung des neuen Medikaments im Vergleich zu einem Scheinmedikament gibt, kann die Firma, die das Medikament herstellt, einen Zulassungsantrag bei der Europäischen Arzneimittelbehörde stellen. Diese überprüft sehr detailliert die Daten zur Wirksamkeit und insbesondere die Informationen zu möglichen Nebenwirkungen. Die meisten Studien, die die Wirksamkeit von neuen Medikamenten zu Migränevorbeugung untersuchen, werden über einen Zeitraum von 3–6 Monaten durchgeführt. Anschließend werden Sicherheitsstudien durchgeführt, bei denen Patienten das neue Medikament über einen Zeitraum von bis zu einem Jahr einnehmen.

Mit Ausnahme von Flunarizin erfolgt die medikamentöse Prophylaxe der Migräne mit Tabletten mit einer einschleichenden Dosierung, um die Häufigkeit und Intensität von unerwünschten Arzneimittelwirkungen so gering wie möglich zu halten. In den meisten Fällen wird mit etwa einem Viertel der angestrebten Dosis begonnen und die Dosis alle 3–7 Tage erhöht, bis die Enddosis erreicht ist. Nach 2–3 Monaten kann ermessen werden, ob die vorbeugende Wirkung eingetreten ist und ob der Therapieeffekt für den betroffenen Patienten ausreichend ist. Die einzelnen Medikamente zur Migränevorbeugung finden sich in den folgenden Tabellen (Seite 62).

Medikamente der 1. Wahl zur Migränevorbeugung

Arzneimittel	Dosis	Nebenwirkungen	Gegenanzeigen
Metoprolol	50–200 mg	**H:** Müdigkeit, niedriger Blutdruck **G:** Schlafstörungen, Schwindel **S:** niedriger Blutzucker, Verengung der Bronchien mit Atemnot, langsamer Puls, Magen-Darm-Beschwerden, Potenzstörungen	**A:** EKG-Veränderungen (AV-Block), langsamer Pulsschlag, Herzschwäche, Asthma bronchiale, Schuppenflechte (Psoriasis) **R:** Diabetes mellitus, Depression
Propranolol	40–240 mg		
Flunarizin	5–10 mg	**H:** Müdigkeit, Gewichtszunahme **G:** Magen-Darm-Beschwerden, Depression **S:** unwillkürliche Überbeweglichkeit, Zittern, Symptome wie bei der Parkinson-Krankheit, Milchproduktion der Brust	A: Schwangerschaft, Stillzeit, Depression **R:** Parkinson-Krankheit in der Familie
Valproinsäure	500–600 mg	**H:** Müdigkeit, Schwindel, Zittern **G:** Hautausschlag, Haarausfall, Gewichtszunahme **S:** Leberfunktionsstörungen	**A:** Leberfunktionsstörungen, Schwangerschaft, Alkoholmissbrauch R: Frauen im gebärfähigen Alter (hohes Risiko von Missbildungen des ungeborenen Kindes)
Topiramat	25–100 mg	**H:** Müdigkeit, Konzentrationsstörungen, Gewichtsabnahme, Missempfindungen, Kribbeln **G:** Geschmacksveränderungen, Persönlichkeitsveränderungen **S:** erhöhter Augeninnendruck (Engwinkelglaukom)	**A:** Nierenfunktionsstörungen, Nierensteine, erhöhter Augeninnendruck
Botulinumtoxin bei chronischer Migräne	155 IE an 31 Stellen gespritzt	**G:** Schwäche der Nackenmuskulatur	**A:** Muskelkrankheiten

Nebenwirkungen: H = häufig, G = gelegentlich, S = selten; A = absolute Gegenanzeigen, R = relative Gegenanzeigen

Betarezeptorenblocker

Von den zahlreichen Betarezeptorenblockern hat sich eine vorbeugende Wirkung bei der Migräne nur für Metoprolol, Propranolol und Bisoprolol gezeigt. Diese Medikamente werden besser vertragen, wenn sie in retardierter (lang wirkender) Form eingenommen werden. Betablocker eignen sich zu Migräneprophylaxe ganz besonders bei Menschen mit Bluthochdruck oder einer hohen Pulsrate. Sie sind daher auch für Menschen geeignet, die unter Lampenfieber und Nervosität leiden. Sie sind nicht geeignet für Hochleistungssportler, da sie die Pulsfrequenz beim Sprinten begrenzen. Bei Ausdauersportarten ist die Einnahme aber unproblematisch. Betablocker können gelegentlich zu Schlafstörungen führen und sollten deswegen morgens eingenommen werden. In Einzelfällen kann es auch zu einer Störung der Potenz kommen.

Betarezeptorenblocker sollten nicht genommen werden von Menschen, die unter Asthma bronchiale leiden, die einen Diabetes mellitus haben, bei denen bereits ein niedriger Blutdruck mit entsprechenden Symptomen besteht und bei bestimmten Formen von Herzrhythmusstörungen.

Flunarizin

Dieses Medikament wurde ursprünglich zur Behandlung von Schwindel entwickelt. Es kann nach der Einnahme etwas müde machen und sollte deswegen abends vor dem Schlafengehen genommen werden. Einige Patienten entwickeln unter der Einnahme vermehrten Appetit und können an Gewicht zunehmen. Flunarizin kann in seltenen Fällen zu Händezittern führen. Das Medikament eignet sich nicht bei Patienten, die bereits übergewichtig sind oder unter Tagesmüdigkeit leiden. Es ist auch ungeeignet für Menschen die unter einer Depression leiden oder in der Vorgeschichte eine depressive Episode hatten.

Antikonvulsiva

Die Wirksamkeit von Topiramat und Valproinsäure zur Migränevorbeugung wurde bei Patienten entdeckt, die wegen einer Epilepsie medikamentös behandelt wurden. Valproinsäure kann zu Nebenwirkungen wie Müdigkeit, Schwindel, Händezittern, Haarausfall und Gewichtszunahme führen. Valproinsäure darf auf keinen Fall von Frauen im gebärfähigen Alter eingenommen werden. Kommt es unter der Einnahme von Valproinsäure zu einer Schwangerschaft, ist das Risiko für schwerwiegende Missbildungen des ungeborenen Kindes erhöht. Die Einnahme während der Schwangerschaft kann auch zu Entwicklungsstörungen nach der Geburt führen.

Unter Topiramat kommt es häufig zu einem Kribbeln der Hände und Füße. Die Substanz kann darüber hinaus auch zu Müdigkeit führen. Eine manchmal erwünschte Arzneimittelnebenwirkung ist eine Gewichtsabnahme. Daher eignet sich Topiramat zur Migränevorbeugung besonders bei Menschen, die übergewichtig sind. In Einzelfällen kann es zu Störungen der Konzentrationsfähigkeit und Wahrnehmungsfähigkeit sowie zu depressiven Verstimmungen oder einer Depression kommen. Es können auch Störungen des Kurzzeitgedächtnisses auftreten. In diesen Fällen muss das Medikament sofort abgesetzt werden. Selten führt Topiramat auch zu Nierensteinen, daher darf es nicht von Menschen eingenommen werden, die in der Vorgeschichte Nierensteine hatten.

Botulinumtoxin

Die Wirkung von Botulinumtoxin wurde zufällig bei Frauen entdeckt, die unter einer Migräne leiden und sich wegen Falten im Gesicht behandeln ließen. Es bedurfte allerdings einer zehnjährigen Entwicklungsarbeit, bis belegt werden konnte, an welchen Stellen Botulinumtoxin injiziert werden muss, um eine vorbeugende Wirkung bei Migräne zu entfalten. Die Studien zeigten auch, dass Botulinumtoxin nur bei der chronischen und nicht bei der episodischen Migräne wirksam ist. Die Kostenerstattung erfolgt daher auch nur bei Patienten mit chronischer Migräne.

Es gibt eine Vielzahl von Botulinumtoxinen in Deutschland. Die Zulassung für die chronische Migräne ist aber auf Onabotulinumtoxin A begrenzt. Die Injektion muss durch einen Kopfschmerzspezialisten nach einem festgesetzten Migräneschema durchgeführt werden. Bitte lassen Sie die Injektionen nicht von einem Heilpraktiker vornehmen.

Amitriptylin

Dies ist ein gut wirksames traditionelles Medikament zur Behandlung von Depression. Die vorbeugende Wirkung bei der Migräne ist aber unabhängig von der antidepressiven Wirkung. Amitriptylin eignet sich zur vorbeugenden Migränebehandlung besonders bei Menschen, die unter einer Depression leiden oder eine gedrückte Stimmungslage haben. In diesen Fällen ist die Dosis allerdings deutlich höher als diejenige, die zur Migränevorbeugung verwendet wird.

Zu Beginn der Behandlung kann es zu trockenem Mund, Müdigkeit, Schwindel und vermehrtem Schwitzen kommen. Amitriptylin darf nicht von Menschen eingenommen werden, die unter einem grünen Star leiden (Glaukom). Es darf auch nicht von Männern eingenommen werden, die unter einer Vergrößerung der Prostata und Restharnbildung leiden. Als Alternative können auch Doxepin oder Trimipramin versucht werden. Die Gruppe der sogenannten Serotonin-Wiederaufnahmehemmer (z. B. Fluoxetin) oder der Noradrenalin-Serotonin-Wiederaufnahmehemmer (z. B. Venlaflaxin) sind bei der Migränevorbeugung nicht oder nur gering wirksam.

vorbeugende Behandlung = Migräneprophylaxe
- viele Migräneattacken
- schwere Migräneattacken
- sehr lange Migräneattacken
- Migräneattacken, die nicht gut auf Akuttherapie ansprechen

Medikamente mit guter wissenschaftlicher Grundlage
- Betablocker wie Propranolol, Metopropolol, (Bisoprolol)
- Flunarizin
- Valproinsäure
- Topiramat
- Amitriptylin
- Onabotulinumtoxin A

wenn alle medikamentösen Behandlungen nicht wirksam waren, nicht vertragen wurden oder Gegenanzeigen bestehen
- monoklonale Antikörper gegen CGRP

Medikamente mit geringerer Wirksamkeit
- Magnesium
- Magnesium + Vitamin B_2 + Coenzym Q10
- ACE-Hemmer (z.B. Lisinopril)
- Sartane (z.B. Candesartan)

immer in Kombination mit nichtmedikamentösen Maßnahmen
- regelmäßiger aerober Ausdauersport
- verhaltenstherapeutische Maßnahmen:
  - Entspannungsverfahren
  - Biofeedback
- psychologische Schmerztherapie
  - Schmerzbewältigung
  - Stressmanagement
- ggfs. kognitive Verhaltenstherapie
  - Schmerzbewältigung

« Vorbeugende Behandlung bei Migräneattacken

Lisinopril

Das Medikament ist ein sogenannter Angiotensin-Converting-Enzym-Hemmer (ACE-Hemmer). Die Substanz wird in erster Linie zur Behandlung des Bluthochdrucks eingesetzt. In kleineren Studien zeigte sich eine Wirksamkeit zur Migränevorbeugung. Es ist relativ gut verträglich.

Candesartan

Candesartan ist ein Angiotensinrezeptoragonist und wird bei der Behandlung von Bluthochdruck und der Herzschwäche eingesetzt. In kleineren placebokontrollierten Studien stellte sich heraus, dass das Medikament auch bei der Migränevorbeugung wirksam ist. Candesartan ist relativ gut verträglich.

Lisinopril und Candesartan sind in Deutschland nicht zur Migräneprophylaxe zugelassen. Sie können aber eingesetzt werden, wenn zusätzlich ein Bluthochdruck besteht, der medikamentös behandelt werden muss.

Medikamente der 2. Wahl sind nicht notwendigerweise weniger wirksam als solche der 1. Wahl. Die Wirksamkeit ist allerdings in wissenschaftlichen Studien weniger gut belegt.

Medikamente der 2. Wahl zur Migränevorbeugung

Substanzen (Beispiel)	Dosis	Nebenwirkungen	Gegenanzeigen
Amitriptylin	50–150 mg	**H:** Mundtrockenheit, Müdigkeit, Schwindel, Schwitzen **G:** Blasenstörungen, innere Unruhe, Impotenz	**A:** erhöhter Augeninnendruck (Engwinkelglaukom), Vergrößerung der Prostata mit Restharnbildung
Candesartan*	16 mg	**G:** Benommenheit, Schwindel, Kopfschmerzen	**A:** schwere Nierenfunktionsstörungen
Lisinopril*	5 mg	**G:** trockener Husten **S:** Hautausschlag, Nierenfunktionsstörungen	**A:** Nierenfunktionsstörungen, Herzklappenfehler, Kardiomyopathie, Schwangerschaft
Magnesium	2 × 300 mg	**G:** Durchfall bei zu rascher Aufdosierung	keine
Kombination: Magnesium, Vitamin B_2, Coenzym Q_{10}	2 × 1 Tablette 600 mg Magnesium 400 mg Riboflavin 150 mg Coenzym Q_{10}	**G:** Durchfall	keine

* in Deutschland nicht zur Migränevorbeugung zugelassen
Nebenwirkungen: H = häufig, G = gelegentlich, S = selten; A = absolute Gegenanzeigen, R = relative Gegenanzeigen

Nahrungsergänzungsstoffe

Nahrungsergänzungsstoffe sind zwar keine Medikamente, werden aber hier aufgeführt, da man sie von außen zuführt. Sie eignen sich zur Migränevorbeugung insbesondere bei Menschen, die keine »chemischen« Medikamente einnehmen wollen. Meist sind sie aber bei sehr häufigen und schweren Migräneattacken nicht ausreichend wirksam. In Einzelfällen ist aber ein Therapieversuch möglich.

In zwei Studien wurde eine vorbeugende Wirkung von Vitamin B_2 (Riboflavin) in einer Dosis von 400 mg/Tag bei Erwachsenen nachgewiesen. Dies gilt auch für das Coenzym Q_{10}. Beide Substanzen haben keine Nebenwirkungen. Eine vorbeugende Wirkung bei Migräne wurde auch für Magnesium gezeigt. Üblicherweise kommt eine Dosis von 600 mg zum Einsatz. Magnesium eignet sich insbesondere für Menschen, die auch unter Muskelkrämpfen leiden. Die Einnahme kann zu Durchfall führen und eignet sich nicht für Migränepatienten, die an einem Reizdarm leiden. Die Kombination von 400 mg Vitamin-B_2, 30 mg Coenzym Q_{10} und 600 mg Magnesium zeigte in einer Studie einen signifikanten Effekt auf die Dauer von Migräneattacken.

Eine kleine Studie fand eine positive Wirkung von Omega-3-Fettsäuren in Kombination mit Kurkuma.

Für Vitamin B_{12}, Vitamin D, L-Carnitin und mehrfach ungesättigte Fettsäuren gibt es keinen wissenschaftlichen Beleg einer vorbeugenden Wirkung auf Migräne. Auch für Probiotika, die die Zusammensetzung der Bakterien im Darm beeinflussen sollen, haben wissenschaftliche Studien leider keine Wirksamkeit bei Migräne belegen können.

Praktische Tipps zur medikamentösen Vorbeugung

Dem verschreibenden Arzt müssen mögliche Begleiterkrankungen und Risikofaktoren bekannt sein, damit es keine Wechselwirkungen zwischen den Medikamenten zur Migränevorbeugung und anderen Krankheiten gibt. Die tägliche Dosis der Prophylaxemedikamente sollte

Einfluss einer medikamentösen Migränevorbeugung auf die Häufigkeit der Migräneattacken

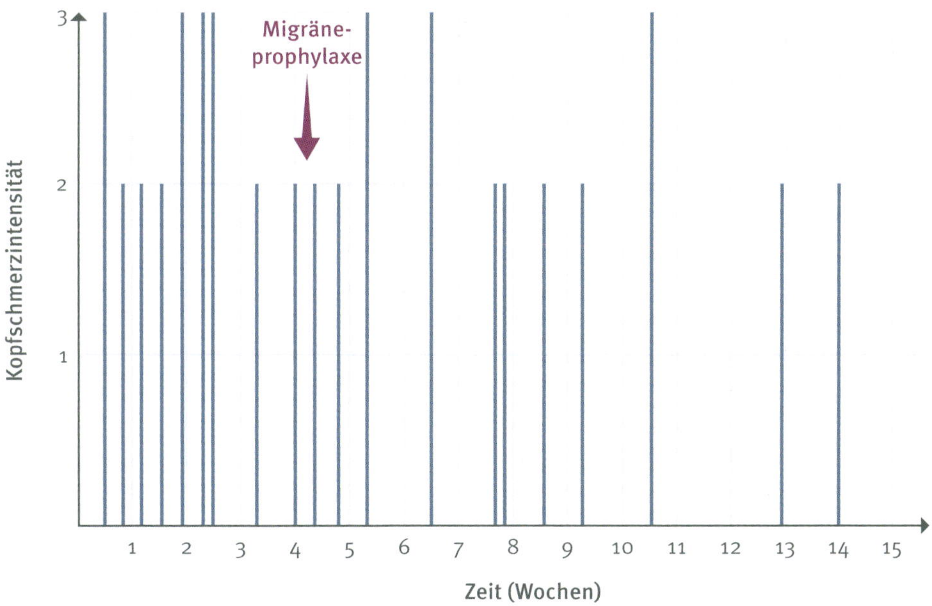

langsam erhöht werden. Wenn sich nach 2–3 Monaten keine ausreichende Wirksamkeit zeigt, sollte die Einnahme des entsprechenden Medikaments beendet werden. Betablocker und Antidepressiva sollten nicht abrupt abgesetzt, sondern innerhalb von 5–10 Tagen ausgeschlichen werden. Es gibt leider keine Möglichkeit vorauszusagen, wer auf welches Medikament wie gut anspricht. Wenn ein bestimmtes Medikament bei der Migräneprophylaxe nicht wirkt, bedeutet dies nicht, dass auch die anderen vorbeugenden Medikamente unwirksam sind. Im Zweifelsfall müssen die einzelnen Medikamentengruppen ausprobiert werden. Erfahrungsgemäß ergibt es aber keinen Sinn, verschiedene Medikamentengruppen zu Migränevorbeugung zu kombinieren. Zahlreiche Studien haben aber gezeigt, dass die Kombination einer nicht medikamentösen Therapie mit einer medikamentösen Prophylaxe deutlich wirksamer ist als die jeweiligen Therapieansätze allein.

Manche Migräneprophylaktika verlieren im Lauf der Zeit an Wirkung. Dann ergibt es manchmal Sinn, eine zweimonatige Pause einzulegen. Bei erneuter Einnahme kann das entsprechende Medikament durchaus wieder wirksam sein.

Frieda P.

Migränevorbeugung

» *Frieda ist 35 Jahre alt, verheiratet und arbeitet als Chefsekretärin in einem Krankenhaus. Sie leidet seit der Pubertät unter Migräne. Als sie 20 Jahre alt war, wurden die Migräneattacken so häufig, dass sie nach den Möglichkeiten einer vorbeugenden Behandlung suchte. Der Apotheker empfahl ihr, Magnesium einzunehmen. Diese Therapie hatte aber leider keine Wirkung und sie musste die Behandlung wegen zunehmender Durchfälle beenden. Eine Freundin empfahl ihr Akupunktur. Sie suchte einen Arzt auf, der sich mit Traditioneller Chinesischer Medizin auskennt, und unterzog sich insgesamt 15 Sitzungen. Ihre Krankenkasse übernahm allerdings die Kosten nicht. Durch die Akupunktur kam es tatsächlich zu einer vorübergehenden Besserung und die Zahl der Migränetage reduzierte sich um etwa 30%. Nach sechs Monaten war allerdings der Behandlungserfolg dahin. Eine weitere Serie von Akupunkturbehandlungen brachte leider keine Besserung mehr.*

Da die Migräneattacken immer mit Schmerzen im Nacken begannen, suchte sie einen Orthopäden auf. Dieser diagnostizierte eine Fehlstellung der Halswirbelsäule und behandelte sie mit chiropraktischen Maßnahmen. Dies hatte aber keine längerfristige positive Auswirkung auf die Migräne.

Frieda suchte dann ihren Hausarzt auf, der ihr zur vorbeugenden Behandlung einen Betarezeptorenblocker empfahl. Sie musste diesen langsam einschleichen. Nach vier Wochen hatte sie die geplante Enddosis erreicht. Unter dieser Therapie besserte sich die Häufigkeit der Migräneattacken um 50%. Leider führte der Betablocker zu vermehrtem Appetit und das bereits vorbestehende Übergewicht verschlechterte sich. Daraufhin überwies der Hausarzt sie zum Neurologen. Dieser empfahl eine vorbeugende Behandlung mit Topiramat. Dieses Medikament führt als Nebenwirkung zu einer Abnahme des Appetits und bei vielen Patienten zu einer Gewichtsreduktion. Leider wurde das Medikament aber von Frieda nicht vertragen. Sie entwickelte Veränderungen ihrer Persönlichkeit (vermehrte Aggressivität), die sowohl im häuslichen Umfeld wie auch am Arbeitsplatz nicht zu tolerieren waren.

Im Lauf der nächsten fünf Jahre bildete sich eine chronische Migräne mit bis zu 17 Kopfschmerztagen im Monat. Der Neurologe überwies Frieda jetzt in das Kopfschmerzzentrum an einer Universitätsklinik. Dort nahm sie fünf Tage lang an einer Therapie in einer Tagesklinik teil und erlernte eine Reihe von nicht medikamentösen Therapieverfahren, wie Stressbewältigungstraining und Entspannungsverfahren. Die Sporttherapeuten im Kopfschmerzzentrum berieten sie auch bezüglich Ausdauersport, sie solle joggen und walken. Zusätzlich begannen die Ärzte mit einer Behandlung mit Onabotulinumtoxin A, das alle drei Monate gespritzt wurde. Unter der Kombination von medikamentöser und nicht medikamentöser Behandlung reduzierte sich die Zahl der Migräneattacken pro Monat um 80%.

Frieda war jetzt mit dem Behandlungserfolg sehr zufrieden. Sie führte allerdings die nicht medikamentösen Maßnahmen konsequent weiter fort. Nach einem Jahr konnte die Behandlung mit Botox beendet werden und es kam zu keiner Verschlechterung der Häufigkeit der Migräneattacken. «

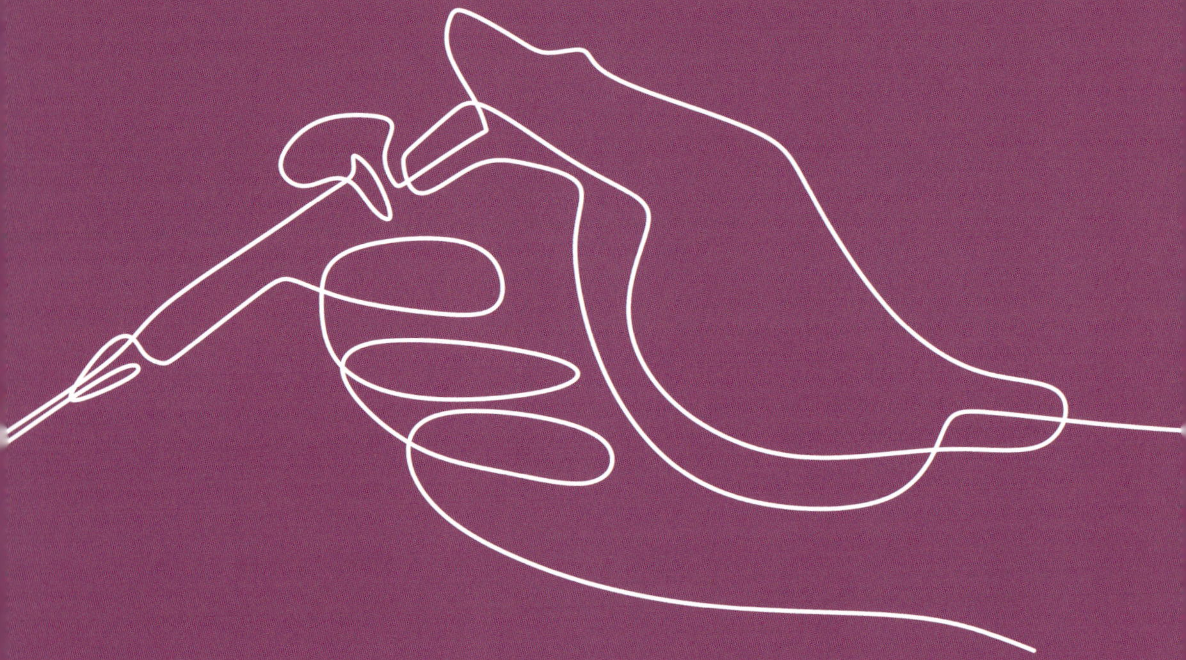

Vorbeugung mit Antikörpern

Wie funktionieren die neuartigen monoklonalen Antikörper in der Migräneprophylaxe? Was kann man sich davon erhoffen und wie ist die Verträglichkeit?

Die Antikörper-Strategie

Im Unterschied zur klassischen medikamentösen Migränebehandlung werden hierbei Antikörper eingesetzt, die hochspezifisch sind und sich nur gegen eine einzige Determinante richten.

Die traditionellen Medikamente zur Migränevorbeugung sind kleine Moleküle, die sowohl im Körper als auch im Gehirn wirken. Vor mehr als 25 Jahren wurde entdeckt, dass es während der Migräneattacke zur Ausschüttung eines Eiweißbotenstoffs kommt, der sich in den Blutgefäßen, die aus dem Gehirn kommen, nachweisen lässt. Dieser Eiweißbotenstoff wird CGRP (Calcitonin Gene-Related Peptide) genannt. CGRP ist eine wichtige Überträgersubstanz im Gehirn. Sie ist auch die potenteste biologische Substanz zur Erweiterung der Blutgefäße im Körper. Wahrscheinlich wird CGRP unabhängig von der Migräne dann ausgeschüttet, wenn Durchblutungsstörungen bestehen und eine Erweiterung der Blutgefäße notwendig ist.

Ein völlig neuer Therapieansatz ist die Hemmung der erhöhten Ausschüttung von CGRP zu Beginn und während einer Migräneattacke. Zu diesem Zweck wurden Antikörper entwickelt, die CGRP binden oder die an den CGRP-Rezeptor andocken, den CGRP üblicherweise für seine biologischen Funktionen benötigt. Diese Antikörper sind hoch spezifisch und ihre einzige Funktion ist es, die biologische Wirkung von CGRP zu blockieren. Unter normalen Umständen wirken diese Antikörper nicht. Sie treten dann in Erscheinung, wenn es zu einer vermehrten Ausschüttung von CGRP beispielsweise vor oder während einer Migräneattacke kommt.

Der menschliche Körper bildet normalerweise Antikörper, um Infektionen abzu-

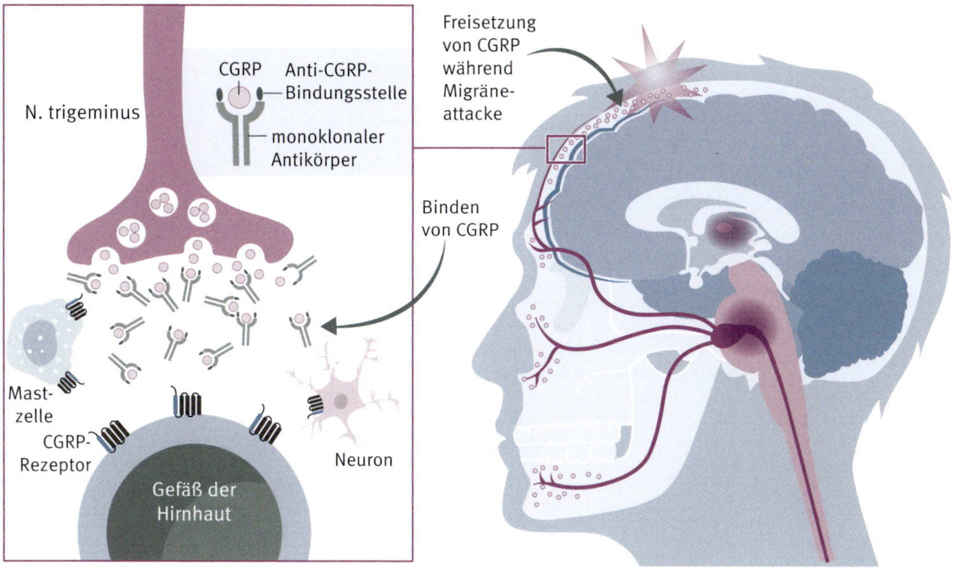

CGRP spielt eine wichtige Rolle in der Pathophysiologie der Migräne.

wehren. Auch Impfungen, zum Beispiel gegen Grippe oder COVID-19, führen zur Bildung von Antikörpern. Es können aber auch »künstliche« Antikörper in Zellkulturen gezüchtet werden, die sich nur gegen ein Molekül oder einen Eiweißstoff im Körper richten. Andere Antikörper binden an die Andockstellen von Überträgersubstanzen, die sogenannten Rezeptoren.

Die monoklonalen Antikörper gegen CGRP oder den CGRP-Rezeptor sind große Moleküle und können die biologische Schranke zwischen der Blutbahn und dem Gehirn nicht überwinden. Daher vermutet man, dass sie mit höchster Wahrscheinlichkeit an Nervenendigungen wirken, die die Schmerzsignale aus Gesicht und Kopf an das Gehirn übermitteln. Darüber hinaus verhindern sie eine Erweiterung der Blutgefäße der Hirnhaut und des Gehirns während einer Migräneattacke. Die Antikörper sind aus Eiweißstoffen zusammengesetzt und können daher nicht als Tablette eingenommen werden. Sie würden im Magen-Darm-Trakt zerstört werden. Sie werden daher entweder einmal monatlich oder alle drei Monate unter die Haut gespritzt. Einer der Antikörper, der in Deutschland 2021 noch nicht zugelassen war (Eptinezumab), wird alle drei Monate als Kurzinfusion intravenös gegeben. Die vier monoklonalen Antikörper zur Migränevorbeugung sind in der folgenden Tabelle dargestellt (Seite 74).

Alle vier monoklonalen Antikörper führen zu einer Verminderung der Migränetage pro Monat. Die mittlere Reduktion der Migränetage liegt zwischen drei und sechs Tagen pro Monat. Die Antikörper haben nur eine geringe Wirkung auf die Schwere und Dauer der Migräneattacken. Sie sind sowohl bei der episodischen als auch bei der chronischen Migräne wirksam. Die Wirksamkeit scheint bei der chronischen Migräne höher zu sein als bei der episodischen.

Ein besonderer Vorteil der monoklonalen Antikörper ist das sehr gute Verträglichkeitsprofil. Dies erklärt sich dadurch, dass die Antikörper ausschließlich die Freisetzung von CGRP blockieren und keine anderen biologischen Funktionen haben. Sie haben auch keine zentralen Nebenwirkungen wie beispielsweise Schwindel oder Müdigkeit, da sie die biologische Barriere zwischen Blutkreislauf und Gehirn nicht überwinden können. Diese Antikörper sind so gebaut, dass das Immunsystem des Menschen keine eigenen Antikörper gegen die CGRP-Antikörper bildet. Daher ist auch in aller Regel nicht mit einem Wirksamkeitsverlust im Lauf der Zeit zu rechnen.

Einige Patienten reagieren auf die monoklonalen Antikörper mit Verstopfung. Wenn diese sehr ausgeprägt ist, muss die Behandlung beendet werden. Manchmal kommt es auch zu Schmerzen und Reaktionen an der Injektionsstelle. In extrem seltenen Fällen kann eine allergische Reaktion bei der Injektion auftreten. Unter Erenumab kann der Blutdruck leicht ansteigen. Daher muss bei Bluthochdruckpatienten die Therapie überwacht werden.

Aufgrund der hohen Kosten sind die gesetzlichen Krankenkassen nur in sehr eingeschränktem Umfang bereit, die Kosten für diese Medikamente zu übernehmen. Nach der derzeitigen Rechtslage (Frühjahr 2021) können diese Medikamente nur für Patienten mit Migräne verschrieben werden, die unter einer

Dosierungen und Dosisintervalle der monoklonalen Antikörper

	Erenumab	Fremanezumab	Galcanezumab	Eptinezumab**
Wirkort	CGRP-Rezeptor	CGRP	CGRP	CGRP
Dosierung	70 mg oder 140 mg	225 mg (monatlich) oder 675 mg (vierteljährlich)	Startdosis 240 mg dann 120 mg monatlich	bisher keine Zulassung
Dosisintervall	4 Wochen	30 Tage/vierteljährlich	30 Tage	vierteljährlich
Applikationsweg	unter die Haut	unter die Haut	unter die Haut	intravenös

CGRP = Calcitonin Gene-Related Peptide
**Eptinezumab ist bisher ohne Zulassung in Deutschland (Stand Frühjahr 2021).

episodischen Migräne leiden und bei denen fünf Gruppen von Medikamenten entweder zur Migränevorbeugung nicht wirksam waren oder Nebenwirkungen nicht vertragen wurden oder bei denen Gegenanzeigen zum Einsatz bestehen. Bei chronischer Migräne muss zusätzlich noch eine Unwirksamkeit von Botulinumtoxin belegt werden.

Ein weiterer Vorteil der CGRP-Antikörper ist, dass sie sehr schnell wirken, sodass man meistens innerhalb der ersten 2–4 Wochen abschätzen kann, ob der Antikörper wirkt. Etwa zwei Drittel aller Patienten sprechen gut auf den Antikörper an. Es gibt allerdings keine Möglichkeiten vorherzusagen, wer auf diese Behandlung anspricht und wer nicht. Wenn die Therapie wirksam ist, werden die Injektionen alle vier Wochen oder alle drei Monate fortgesetzt. Nach 6–9 Monaten sollte eine Pause eingelegt werden, um zu überprüfen ob die Therapie überhaupt noch notwendig ist. Wenn sich die Migräne allerdings in den nächsten 4–8 Wochen wieder deutlich verschlechtert, wird ein weiterer Behandlungszyklus von 6–9 Monaten durchgeführt.

Soweit bekannt, können die monoklonalen Antikörper mit anderen Medikamenten zur Migränevorbeugung kombiniert werden. Direkte Vergleichsstudien zwischen den monoklonalen Antikörpern und den bisherigen Migränemitteln liegen nicht vor. Indirekte Vergleiche legen allerdings nahe, dass sie sich in der Wirksamkeit nicht wesentlich unterscheiden. Das Hauptmerkmal, in dem sich die Therapien unterscheiden ist, dass die unerwünschten Arzneimittelwirkungen bei den monoklonalen Antikörpern sehr viel seltener sind als bei den traditionellen Medikamenten zur Migränevorbeugung. Die Antikörper wurden bisher nicht bei Kindern und Jugendlichen untersucht und sind derzeit bei diesen beiden Gruppen nicht zugelassen.

Berücksichtigt man die biologische Wirkung von CGRP in verschiedenen Organsystemen, gibt es bestimmte Krankheitsbilder, bei denen nach dem derzeitigen Kenntnisstand CGRP-Antikörper nicht verwendet werden sollten. Dies sind Patienten mit bzw. in der

- Durchblutungsstörungen des Gehirns (Schlaganfall)
- Durchblutungsstörungen der Herzkranzgefäße (koronare Herzerkrankung, Herzinfarkt)
- Durchblutungsstörungen der Beine (Schaufensterkrankheit)
- Morbus Raynaud (Verkrampfung der Blutgefäße in den Händen und Füßen bei Kälte)
- Darmerkrankungen wie Colitis ulcerosa oder Morbus Crohn
- ausgeprägter Funktionsstörung der Lunge, beispielsweise COPD
- chronischen Wundheilungsstörungen beispielsweise im Rahmen eines Diabetes mellitus
- Schwangerschaft und Stillzeit

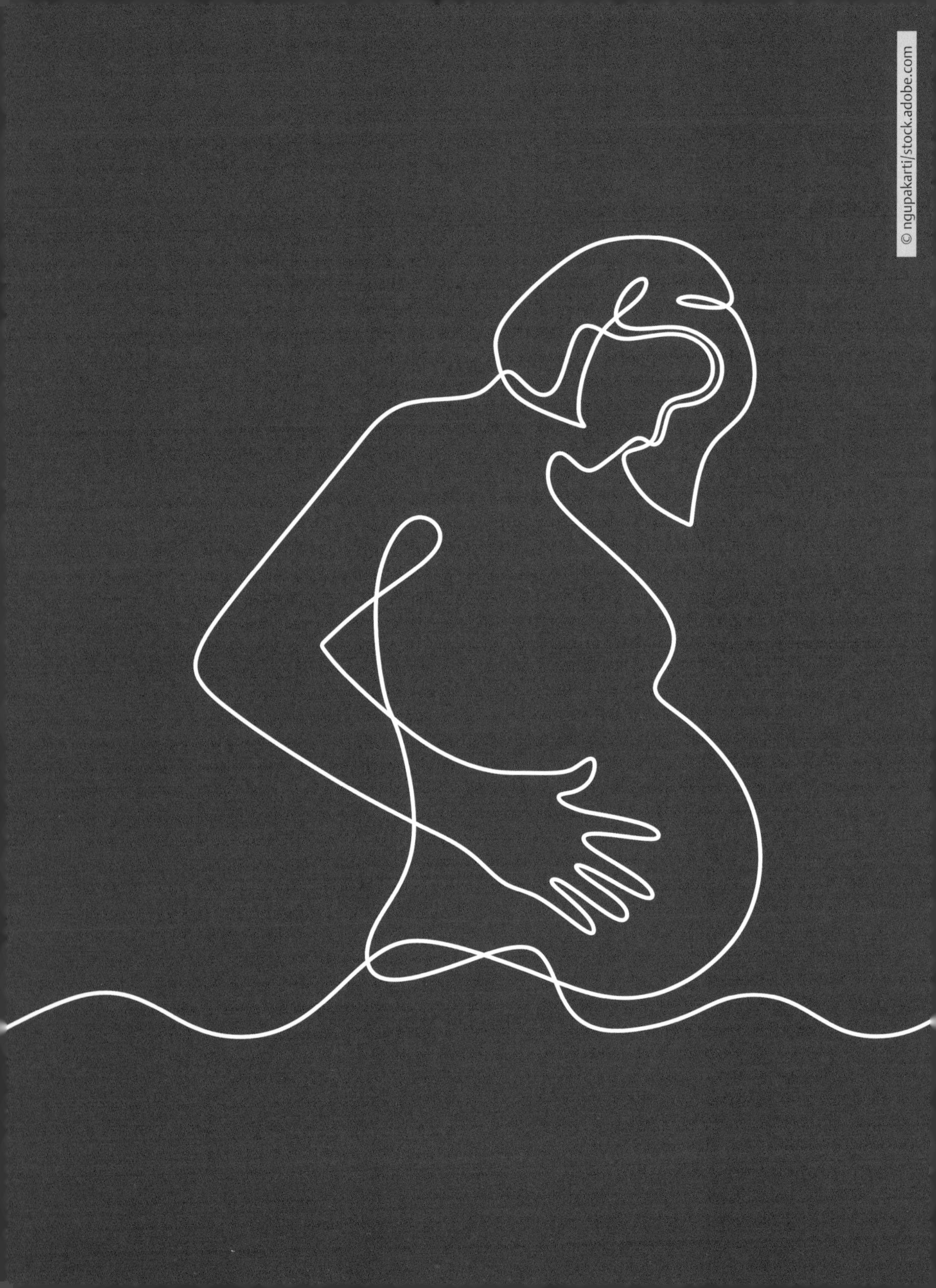

Besondere Patientengruppen

Besondere Umstände erfordern individuelle Maßnahmen. Daher wird nun der Fokus auf verschiedene Patiententypen gelegt.

Medikamentöse Therapie

Für Kinder, Jugendliche, ältere Menschen, Schwangere und Patienten mit Begleiterkrankungen gelten zum Teil andere Therapieempfehlungen.

Im Folgenden wird die medikamentöse Migränevorbeugung erklärt. Nicht medikamentöse Maßnahmen, die in den späteren Kapiteln abgehandelt werden (Seite 96), können von allen unten aufgeführten Patientengruppen durchgeführt werden.

Kinder und Jugendliche

Bei Kindern bis zum Alter von 12 Jahren und Jugendlichen zwischen 12 und 18 Jahren mit Migräne sollte nach Möglichkeit eine nicht medikamentöse Behandlung zur Migränevorbeugung erfolgen. Dies gilt für Kinder noch sehr viel mehr als für Jugendliche. Der Nachweis der Wirkung einer medikamentösen Migräneprophylaxe ist bei Kindern und Jugendlichen extrem schwierig. Zulassungsstudien vergleichen eine aktive Substanz wie beispielsweise ein Triptan mit einem Scheinmedikament (Placebo). Das Ansprechen auf eine Placebo-Tablette ist allerdings bei Kindern und Jugendlichen ungleich höher als bei Erwachsenen, sodass es extrem schwierig ist, den Wirkungsnachweis einer vorbeugenden Migränebehandlung bei Kindern und Jugendlichen zu belegen. Die meisten Studien, die die Medikamente zur Migränevorbeugung untersuchte, die bei Erwachsenen wirksam waren, konnten keinen Unterschied zwischen der aktiven Substanz und dem Scheinmedikament nachweisen. Betrachtet man allerdings den Prozentsatz der jungen Patienten, die eine mindestens 50%ige Reduktion der Migränetage pro Monat hatte, war die Wirksamkeit der medikamentösen Migräneprophylaxe bei Kindern und Jugendlichen mit denen bei Erwachsenen vergleichbar.

Eine medikamentöse Migränevorbeugung bei Kindern und Jugendlichen sollte dann durchgeführt werden, wenn nicht medikamentöse Maßnahmen nicht ausreichend wirksam sind und die Betroffenen häufiger in der Schule fehlen oder ihren Freizeitaktivitäten, wie beispielsweise Sport, nicht mehr ausreichend nachkommen können. Die Wirksamkeit wird bemessen mit einem Rückgang der Häufigkeit der Kopfschmerztage, wobei eine 50%ige Abnahme ein wichtiges Zielkriterium darstellt. Belegt für die Migräneprophylaxe bei Kindern und Jugendlichen ist der Betablocker Propranolol in einer Dosis von 0,5–2 mg/kg Körpergewicht. Auch Flunarizin ist wirksam, allerdings für die kindliche Migräne nicht zugelassen. Bei Jugendlichen unter 40 kg werden 5 mg abends oder jeden zweiten Abend eingesetzt, bei über 40 kg Körpergewicht 10 mg zur Nacht. Auch Amitriptylin ist bei Kindern und Jugendlichen wirksam, wobei dies in einer Dosis von 0,2–1 mg/kg Körpergewicht eingesetzt wird. Möglicherweise sind Magnesium in einer Dosis von 200–300 mg/Tag und die Kombination von Magnesium mit Vitamin B_6 und Coenzym Q_{10} wirksam.

Bezüglich der Therapiedauer gelten dieselben Regeln wie bei Erwachsenen. Wenn sich nach drei Monaten keine überzeugende Wirkung zeigt, sollte die vorbeugende Behandlung beendet werden. Wenn die medikamentöse Vorbeugung wirkt, sollte sie 6–9 Monate durchgeführt werden. Dann sollte eine Therapiepause eingelegt werden, um zu sehen, ob die medikamentöse Vorbeugung noch notwendig ist.

Ältere Menschen

Bei älteren Menschen müssen Nebenerkrankungen berücksichtigt werden. Sie haben häufig Erkrankungen der Nieren und gelegentlich der Leber. Darauf muss bei der Verschreibung einer medikamentösen Migränevorbeugung geachtet werden. Daneben nehmen viele ältere Menschen andere Medikamente zur Behandlung vielfältiger Erkrankungen ein, wie beispielsweise Bluthochdruck, Diabetes mellitus oder Fettstoffwechselstörungen. In diesen Fällen muss auf eine mögliche Wechselwirkung zwischen der vorbeugenden Behandlung der Migräne und den anderen eingenommenen Medikamenten geachtet werden. Bei älteren Menschen mit Bluthochdruck (Hypertonie) bietet sich eine Migräneprophylaxe mit einem Betablocker an. Als Alternative kommen Angiotensin-Converting-Enzyme (ACE)-Hemmer (z.B. Lisinopril) oder Sartane (z.B. Candesartan) in Betracht. Diese Blutdruckmittel haben auch eine vorbeugende Wirkung bei Migräne. Flunarizin sollte gemieden werden, da es bei älteren Menschen zu einer Verarmung der Motorik wie beim Parkinson kommen kann. Amitriptylin sollte ebenfalls zurückhaltend eingesetzt werden, da bei Älteren viele Begleiterkrankungen bestehen, die eine Kontraindikation darstellen, wie beispielsweise Erkrankung des Herzens oder Blasenstörungen. Bei Menschen mit Einschränkungen kognitiver Funktionen können diese durch Amitriptylin und Topiramat verschlechtert werden. Bei älteren Menschen ist es häufig auch notwendig, die vorbeugende Migränebehandlung in einer niedrigeren Dosis als bei jüngeren Menschen durchzuführen.

Erfreulicherweise wird Migräne bei vielen Menschen, wenn sie älter werden, besser, sodass dann bei einem erheblichen Teil der Betroffenen jenseits des 70. Lebensjahres keine medikamentöse Migräneprophylaxe mehr notwendig ist.

Schwangerschaft und Stillzeit

Während der Schwangerschaft sollte nach Möglichkeit auf eine medikamentöse Migräneprophylaxe verzichtet werden. Falls sie doch notwendig ist, sollte zunächst der Versuch unternommen werden, die Migräne mit Magnesium in einer Dosis von 300–600 mg zu beeinflussen. Zugelassen, und auch während der Schwangerschaft möglich, ist eine Behandlung mit dem Betablocker Metoprolol in Dosierungen bis zu 200 mg am Tag. Wenn Metoprolol nicht wirksam ist, kann auch Amitriptylin versucht werden. Vermieden werden sollten Flunarizin, Topiramat und Valproinsäure. Auch die monoklonalen Antikörper gegen CGRP oder den CGRP-Rezeptor dürfen nicht während der Schwangerschaft eingesetzt werden.

In der Stillzeit bestehen keine Bedenken gegen Metoprolol oder Amitriptylin. Auf Flunarizin, Topiramat und Valproinsäure sollte während der Stillzeit verzichtet werden. Dies gilt auch für die Antikörper gegen CGRP.

Patienten mit chronischer Migräne

Eine chronische Migräne liegt vor, wenn Patienten an 15 oder mehr Tagen im Monat Kopfschmerzen haben und diese an mindestens acht Tagen im Monat die Kriterien einer akuten Migräneattacke mit pulsierenden, pochenden Kopfschmerzen, Übelkeit oder Erbrechen sowie Lichtscheu und Lärmempfindlichkeit erfüllen. Die Diagnose kann erst dann gestellt werden, wenn die chronischen Kopfschmerzen seit mehr als drei Monaten anhalten. Bei etwa der Hälfte der Betroffenen ist der Übergang von einer episodischen zu einer chronischen Migräne durch die zu häufige Einnahme von Schmerz- oder Migränemitteln verursacht. Dazu findet sich später ein eigenes Kapitel (Seite 88).

Für die medikamentöse Vorbeugung der chronischen Migräne gibt es einen wissenschaftlichen Beleg für die Wirkung von Topiramat oder Onabotulinumtoxin A. Letzteres wird dabei in kleinen Mengen an 31 Stellen im Bereich von Stirn, Schläfen, Hinterkopf, Nacken und Schultermuskeln injiziert, wobei die Gesamtdosis pro Sitzung 155 IE beträgt. Onabotulinumtoxin A ist bei der episodischen Migräne nicht vorbeugend wirksam. Die Anwendung sollte nur durch Ärzte erfolgen, die umfangreiche Erfahrung im Umgang mit Onabotulinumtoxin A haben. Für die anderen Botulinumtoxine, die ebenfalls in der Kosmetik, aber auch bei neurologischen Erkrankungen wie dem Schiefhals und der Spastik eingesetzt werden, gibt es keine Studiendaten zur Vorbeugung bei Migräne.

Onabotulinumtoxin A wirkt etwa bei der Hälfte aller Patienten mit chronischer Migräne. Leider lässt sich nicht vorhersagen, wer auf diese Behandlung anspricht und wer nicht. Es sollten aber mindestens zwei Zyklen im Abstand von drei Monaten erfolgen, bevor beurteilt werden kann, ob die Behandlung wirksam ist oder nicht. Bei manchen Patienten kommt es zu einem vorzeitigen Wirkverlust, bevor die übliche Periode von drei Monaten zwischen den Injektionen vorüber ist. In diesen Fällen muss dann die Behandlung mit Onabotulinumtoxin A zu einem früheren Zeitpunkt wiederholt werden.

Die Antikörper gegen Calcitonin Gene-Related Peptide (CGRP, siehe, Seite 72) oder gegen den CGRP-Rezeptor sind neu entwickelte Medikamente zur Migränevorbeugung. Sie werden unter die Haut oder intravenös gespritzt. Der Abstand zwischen den Behandlungen beträgt jeweils vier Wochen oder drei Monate. CGRP ist aus mehreren Eiweißen zusammengesetzt und ist ein wichtiger Überträgerstoff im Gehirn und in der Wand von Blutgefäßen. Die großen Zulassungsstudien zu den vier monoklonalen Antikörpern gegen CGRP oder den CGR-Rezeptor, an den CGRP bindet, schlossen auch Patienten mit chronischer Migräne ein. Bei diesen waren die monoklonalen Antikörper deutlich wirksamer als ein Scheinmedikament. Die durchschnittliche Zahl der Kopfschmerz- und Migränetage pro Monat ging von 20–21 Tagen vor der Behandlung auf 12–14 Tage nach dreimonatiger Behandlung zurück. Die monoklonalen Antikörper wurden gut vertragen. Die häufigsten unerwünschten Arzneimittelwirkungen waren Reaktionen an der Injektionsstelle bei einer Injektion unter die Haut, vermehrte Infekte der oberen Atemwege und Verstopfung.

Aufgrund der hohen Kosten von monoklonalen Antikörpern hat der Gemeinsame Bundesausschuss die Erstattung für diese Migränemittel stark eingeschränkt. Patienten mit chronischer Migräne können die Antikörper nur dann erhalten, wenn sie fünf Klassen von Migräne-vorbeugenden Medikamenten versucht haben (Betablocker, Flunarizin, Valproinsäure, Topiramat, Amitriptylin). Nur wenn diese Medikamente nicht wirksam waren, nicht vertragen wurden oder es Gegenanzeigen gibt, können die neuen Antikörper zulasten der gesetzlichen Krankenkasse verschrieben werden. Diese Entscheidung des Gemeinsamen Bundesausschusses ist schwer nachzuvollziehen, da es für die Medikamentengruppen Betablocker, Flunarizin, und Amitriptylin keine Studien gibt, die die Wirksamkeit bei chronischer Migräne belegen. Wie oben erwähnt, besteht dieser Wirknachweis nur für Topiramat und Onabotulinumtoxin A.

Patienten mit Begleiterkrankungen

Bei Patienten mit zusätzlichen Erkrankungen jenseits der Migräne müssen diese bei der Auswahl eines Medikaments zur vorbeugenden Behandlung berücksichtigt werden. Im Folgenden sind einige Beispiele aufgeführt

Chronische Rückenschmerzen In diesen Fällen empfiehlt sich eine Migräneprophylaxe mit Amitriptylin, welches auch bei chronischen Rückenschmerzen wirksam ist. Die Patienten müssen darauf aufmerksam gemacht werden, dass die Einnahme von Opioiden (Morphium-Abkömmlinge) zur Behandlung von chronischen Rückenschmerzen eine vorbestehende Migräne verschlechtern können. Eine Behandlung von Rückenschmerzen mit Opioiden muss daher beendet werden, wenn die Zahl der Migräneattacken zunimmt.

Depression Bei bestehender Depression bietet sich an, die Migräneprophylaxe mit Amitriptylin durchzuführen. Es ist ein sehr wirksames Antidepressivum. In diesen Fällen muss allerdings die Dosis deutlich höher gewählt werden als die zur Migräneprophylaxe, da es bei Depression nur höher dosiert wirksam ist. Wenn Amitriptylin nicht vertragen wird oder nicht wirksam ist, sprechen Sie bitte mit Ihrem Psychiater oder Neurologen über Alternativen. Bei Menschen mit Depression oder eine Neigung zur Depression sollte der Einsatz von Flunarizin und Topiramat vermieden werden, da diese Medikamente eine vorbestehende Depression verschlechtern können.

Angsterkrankungen Die medikamentöse Behandlung von Angsterkrankungen erfolgt meist mit sogenannten selektiven Serotonin-Wiederaufnahmehemmern, wie beispielsweise Fluoxetin. Dieses Medikament hat auch eine geringe migränevorbeugende Wirkung. Der Einsatz von Betarezeptorenblockern kann häufig die Begleitsymptome einer Angsterkrankung wie beispielsweise Herzklopfen und Zittern positiv beeinflussen.

Schlafstörungen Bei gleichzeitig bestehenden Schlafstörungen bietet sich der Einsatz von Flunarizin oder Amitripty-

Warum wirkt die vorbeugende Behandlung der Migräne bei mir nicht?

- Stimmt die Diagnose der Migräne? Die meisten wirksamen Medikamente zur Migränevorbeugung wirken nicht beim Spannungskopfschmerz.
- Wurde ein geeignetes Präparat ausgewählt? Nicht alle Betablocker sind bei der Migränevorbeugung wirksam: Es sind nur Propranolol, Metoprolol und Bisoprolol.
- War die Dosis richtig? Manche Patienten nehmen aus Angst vor Nebenwirkungen eine zu niedrige Dosis ein, die dann nicht wirksam ist.
- War die Dauer der Anwendung zu kurz? Bei den meisten vorbeugenden Maßnahmen gegen Migräne muss drei Monate abgewartet werden, damit man beurteilen kann, ob eine Wirksamkeit besteht. Bei den monoklonalen Antikörpern gegen CGRP merkt man aber meist schon nach einem Monat, ob sie wirken.
- Wurde über Nebenwirkungen aufgeklärt? Vorbeugende Medikamente können Nebenwirkungen haben. Patienten mit Migräne sind hier empfindlicher als Menschen ohne Migräne. Manchmal müssen sie etwas Geduld aufbringen. Manche Nebenwirkungen werden im Lauf der Zeit schwächer oder verschwinden.
- Wurden Sie über den verzögerten Wirkeintritt aufgeklärt? Manchmal dauert es 3–6 Monate bis eine vorbeugende Behandlung wirklich wirkt. Hier ist Geduld vonnöten.
- Hatten Sie zu hohe Erwartungen? Manchen Patienten haben die Erwartung, dass eine vorbeugende Behandlung die Migräne »heilt«. Das ist aber nicht möglich. Die Behandlung kann Zahl, Dauer und Schwere der Attacken nur mildern.

lin zur Nacht als Migräneprophylaxe an. Beide Medikamente haben eine schlaffördernde Wirkung.

Asthma bronchiale Bei Asthma bronchiale sollten Betablocker zur Migräneprophylaxe gemieden werden, da sie teilweise zu einer Verschlechterung des Asthmas führen können.

Psoriasis (Schuppenflechte) Bei Patienten mit Psoriasis sollte eine Migräneprophylaxe mit Betablockern vermieden werden, da diese bei manchen Patienten die Schuppenflechte verschlechtern können.

Übergewicht Leider können fast alle der traditionellen Migräneprophylaktika zu vermehrtem Appetit und zu einer Gewichtszunahme führen. Dies gilt nicht für ACE-Hemmer und Sartane. Topiramat kann sogar zu einer Gewichtsreduktion führen, sodass es das Migräneprophylaktikum der 1. Wahl bei Patienten mit Übergewicht ist.

Fibromyalgie Bei einigen Patienten mit Fibromyalgie ist Amitriptylin zur Behandlung der Schmerzen wirksam. Daher sollte Amitriptylin zur Migräneprophylaxe bei Patienten mit Migräne und Fibromyalgie eingesetzt werden.

Schwindel Flunarizin wurde ursprünglich zur Behandlung des Schwindels entwickelt. Daher bietet es sich bei Patienten mit Schwindel zur Migräneprophylaxe an. Amitriptylin und Betablocker sollten gemieden werden da sie einen bestehenden Schwindel verschlechtern können.

Bluthochdruck Bei Patienten mit Bluthochdruck sollten Betablocker, ACE-Hemmer oder Sartane zum Einsatz kommen, da sie eine blutdrucksenkende Wirkung haben.

Rheumatoide Arthritis und Rheuma Viele Patienten mit einer rheumatoiden Arthritis oder einer Rheumaerkrankung benötigen nichtsteroidale Antirheumatika, wie beispielsweise Ibuprofen, Diclofenac oder Naproxen. Wenn diese Medikamente täglich eingenommen werden, können sie in seltenen Fällen bei Patienten mit Migräne zu einer Zunahme der Migränehäufigkeit führen. In diesen Fällen muss der Rheumatologe eine andere Therapie beginnen, die sich mit der Migräne verträgt.

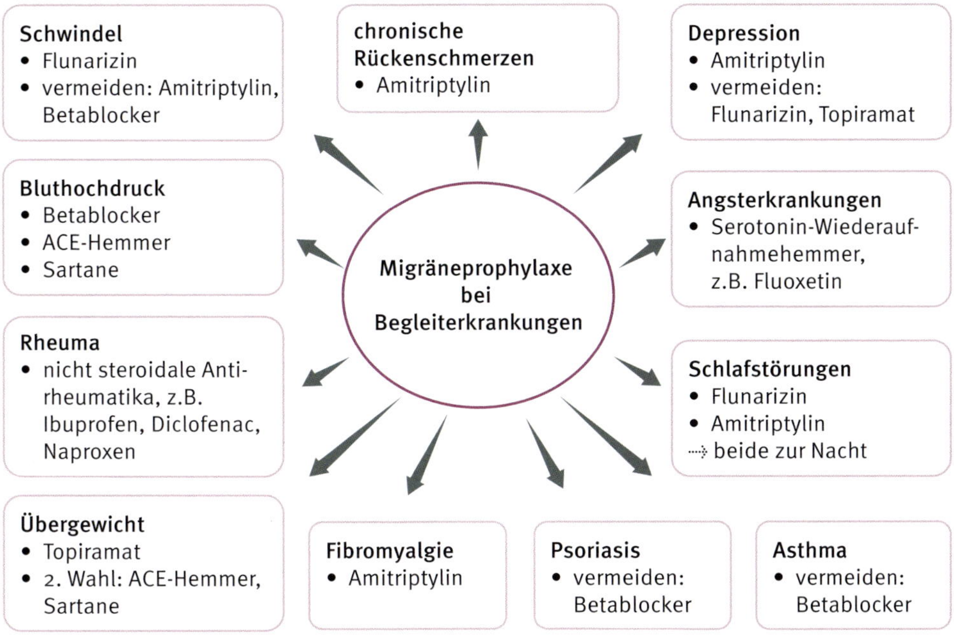

Medikamentöse Therapie bei Patienten mit Begleiterkrankungen

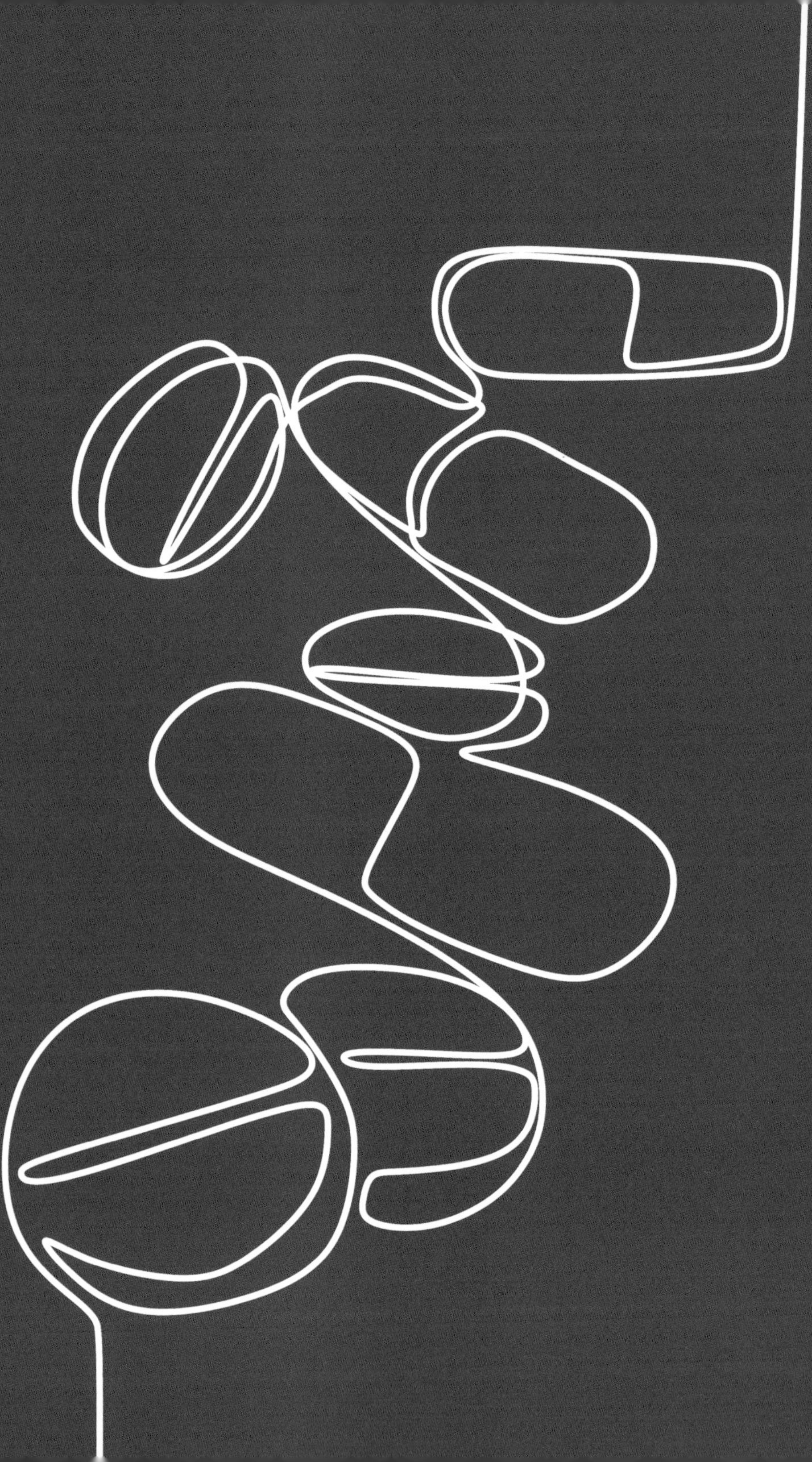

Kopfschmerzen durch Medikamente

Durch übermäßigen Gebrauch von Schmerz- oder Migränemitteln kann man leider auch in eine »Pillenfalle« geraten. Was ist dann angeraten, was kann man tun?

Behandlungskonzepte

Neueste Studien zeigen, dass in Deutschland etwa 1% der Bevölkerung unter einem Dauerkopfschmerz durch Übergebrauch von Schmerz- oder Migränemittel leidet.

Etwa drei Viertel dieser Patienten leiden ursprünglich unter einer Migräne, die übrigen unter einem Spannungskopfschmerz. Durch die gehäufte oder zu häufige Anwendung von Medikamenten bei der Behandlung akuter Migräneattacken kommt es zu einer Verschlechterung des Zustands und zu einem Übergang von einer episodischen zu einer chronischen Migräne.

Die Internationale Kopfschmerzgesellschaft definiert den chronischen Kopfschmerz durch Übergebrauch von Schmerz- oder Migränemitteln als einen Kopfschmerz an 15 und mehr Tagen im Monat, wobei an mindestens acht Tagen die typischen Symptome einer Migräneattacke vorliegen müssen. Dazu kommt, dass seit mindestens drei Monaten an 15 oder mehr Tagen einfache Schmerzmittel, wie beispielsweise Acetylsalicylsäure, Paracetamol, nichtsteroidale Antirheumatika wie Ibuprofen oder Metamizol, eingenommen worden sind. Die Kriterien sind auch erfüllt, wenn an zehn oder mehr Tagen spezielle Migränemittel wie beispielsweise Triptane, Mutterkornalkaloide oder auch Opioide eingenommen werden.

Bei dem Konzept des chronischen Kopfschmerzes durch Übergebrauch von Schmerz- oder Migränemitteln ist allerdings bis heute nicht geklärt, was die Henne ist und was das Ei. Es wäre vorstellbar, dass Menschen die unter häufigen Migräneattacken leiden, besonders viele Schmerz- oder Migränemittel einnehmen. Umgekehrt könnte aber die zu häufige Einnahme dieser Schmerz- oder Migränemittel zu einer Verschlechterung der Migräne führen.

Ein chronischer Kopfschmerz durch Übergebrauch einfacher Schmerzmittel ist relativ selten. Interessant ist die Beobachtung, dass Menschen, die an einer Migräne leiden und täglich nichtsteroidale Antirheumatika wegen chronischer Rückenschmerzen einnehmen, einen Dauerkopfschmerz entwickeln können. Dieser bessert sich dann meist wieder, wenn die Einnahme der Schmerzmittel reduziert wird. Beim Übergang von einem episodischen zu einem chronischen Kopfschmerz bei zu häufiger Einnahme von Schmerzmitteln ändert sich auch der Charakter der Kopfschmerzen. Häufig stehen nicht mehr ganz typische Migräneattacken im Vordergrund, sondern ein dumpf drückender Kopfschmerz, der mehr einem Spannungskopfschmerz ähnelt.

Bei zu häufiger Einnahme von Triptanen kommt es tatsächlich zu einer Zunahme der Migräneattacken. Wenn diese durch die zu häufige Einnahme dieser Medikamente bedingt waren, bessern sie sich, wenn die Zahl der Einnahmetage verringert wird.

Die zu häufige Einnahme von Opioiden führt nicht nur zu einer Zunahme der Kopfschmerzen, sondern kann auch zu einer körperlichen und psychischen Abhängigkeit führen. Dies erklärt, warum die Rückfallquote bei Patienten mit chronischen Kopfschmerzen, die mit Opioiden behandelt werden, besonders hoch ist. Opioide sollten daher grundsätzlich nicht zur Behandlung der Migräne Verwendung finden.

Neueste epidemiologische Studien zeigen, dass in Deutschland etwa 1 % der Bevölkerung unter einen Dauerkopfschmerz durch Übergebrauch von Schmerz- oder Migränemittel leidet. Etwa drei Viertel dieser Patienten leiden ursprünglich unter einer Migräne, die übrigen unter einem Spannungskopfschmerz.

Die Behandlung des Dauerkopfschmerzes durch Übergebrauch von Schmerz- oder Migränemittel gliedert sich in drei Abschnitte:

- Aufklärung und Schulung: Es ist von großer Wichtigkeit, dass Patienten mit häufigen Migräneattacken lernen, dass die zu häufige Einnahme von Schmerz- oder Migränemitteln zu einer Verschlechterung der Migräne und einem Dauerkopfschmerz führen kann. Die betroffenen Patienten sollten daher versuchen, die Zahl der Einnahmetage mit einfachen Schmerzmitteln auf unter 15 im Monat zu begrenzen und bei Migränemitteln auf unter zehn im Monat. Dieses Vorgehen ist bei etwa einem Drittel der betroffenen Patienten erfolgreich.
- Vorbeugende Behandlung: Wenn es damit nicht gelingt, die Zahl der Kopfschmerztage auf unter 15 im Monat zu

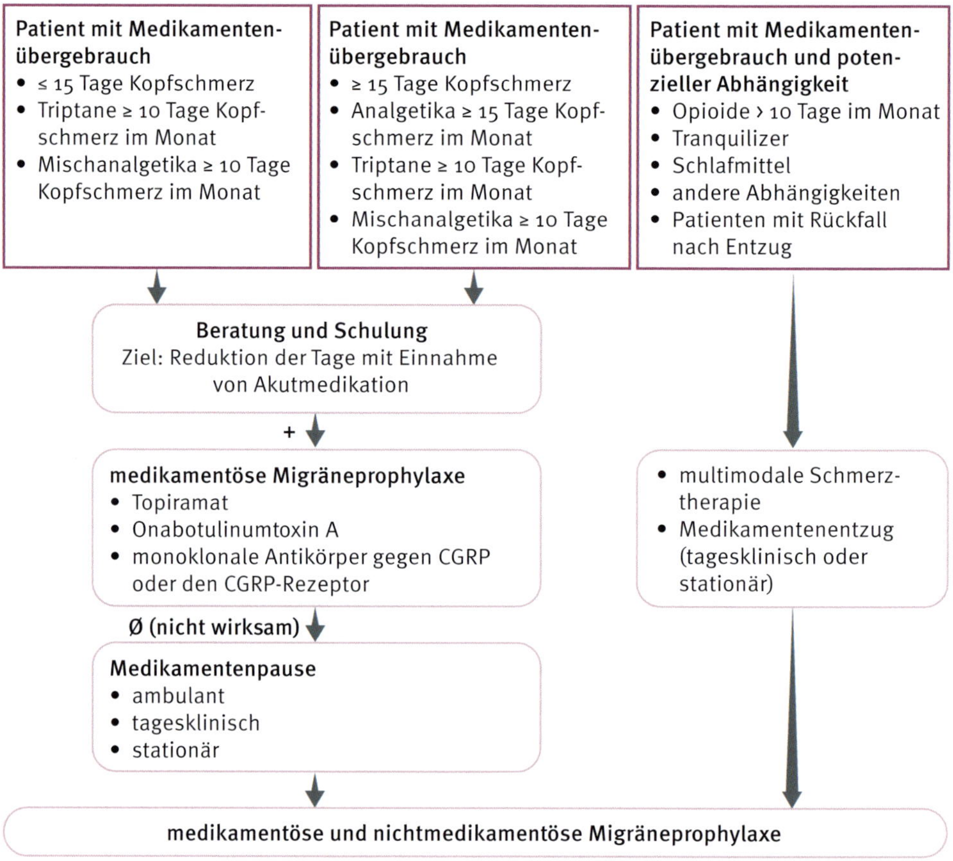

Behandlungskonzepte beim Dauerkopfschmerz durch Übergebrauch von Schmerz- oder Migränemitteln

drücken, muss eine medikamentöse und nicht medikamentöse Vorbeugung beginnen. Auf die nicht medikamentösen Maßnahmen wird später eingegangen (Seite 96). Wirksam in der medikamentösen Vorbeugung gegen den Dauerkopfschmerz durch Übergebrauch von Schmerz- oder Migränemitteln sind Topiramat, Onabotulinumtoxin A und die monoklonalen Antikörper gegen CGRP oder den CGRP-Rezeptor. Der Gemeinsame Bundesausschuss hat allerdings entschieden, dass die monoklonalen Antikörper erst verwendet und erstattet werden können, wenn fünf Gruppen von vorbeugenden Medikamenten gegen Migräne nicht wirksam waren, nicht vertragen wurden oder es Gegenanzeigen gibt.

- Medikamentenpause: Bei einem Drittel aller Patienten ist die Kombination einer medikamentösen und nicht medikamentösen Vorbeugung ausreichend wirksam. Wenn dies nicht der Fall ist, sollte eine Medikamentenpause und gegebenenfalls ein Medikamentenentzug durchgeführt werden.

Beim vorübergehenden Absetzen der Schmerz- oder Migränemittel kommt es allerdings leider zu nicht unerheblichen Entzugserscheinungen, die häufig einer ärztlichen Behandlung bedürfen. Zu den Entzugserscheinungen gehören: Zunahme der Kopfschmerzen, Übelkeit, Erbrechen, Nervosität, hoher Puls, Schwitzen und Schlafstörungen. Aus diesem Grund schaffen es die meisten Patienten nicht, die Medikamentenpause oder den Medikamentenentzug selbst durchzuführen. In diesen Fällen wird die Behandlung entweder in einer Tagesklinik des Kopfschmerzzentrums durchgeführt oder die Patienten werden in eine Kopfschmerzklinik überwiesen. Die Entzugssymptome halten in der Regel 3–5 Tage an. Sie sind deutlich kürzer, wenn ein Übergebrauch von Triptanen besteht, als wenn ein Übergebrauch von Schmerzmitteln besteht.

Eine stationäre Behandlung ist notwendig, wenn ausgeprägte Begleiterkrankungen bestehen, wie beispielsweise chronische Rückenschmerzen, eine Depression oder eine Angsterkrankung, oder wenn Opioide regelmäßig eingenommen werden. Eine stationäre Behandlung ist auch dann notwendig, wenn es nach erfolgreicher Therapie mit Medikamentenentzug zu einem Rückfall gekommen ist. Dies ist bei etwa einem Drittel aller Patienten innerhalb eines Jahres der Fall.

Wenn sich die Zahl der Migränetage und der Kopfschmerztage nach einer Medikamentenpause oder unter einer vorbeugenden Behandlung deutlich bessert, ist tatsächlich von einem Dauerkopfschmerz durch Übergebrauch von Schmerz- oder Migränemitteln auszugehen. Wenn sich die Kopfschmerzen allerdings nicht bessern, bestand offenbar kein ursächlicher Zusammenhang zwischen der Einnahme von Schmerz- und Migränemitteln und den Dauerkopfschmerzen.

Alexander D.

Kopfschmerzen durch Übergebrauch von Medikamenten

» *Alexander ist 55 Jahre alt und arbeitet als Ingenieur bei einer großen Autofirma. Er leidet seit dem 20. Lebensjahr unter Migräne. Auch seine Mutter hatte Migräne und sowohl ein Bruder wie auch eine Schwester leiden ebenfalls darunter. Anfangs konnte er seine Migräneattacke relativ gut mit Triptanen behandeln, diese scheinen aber in den letzten fünf Jahren langsam an Wirksamkeit zu verlieren. Alexander hat jetzt an 15–18 Tagen im Monat Kopfschmerzen und nimmt im Durchschnitt, anhand seines Tagebuchs dokumentiert, an 10–13 Tagen ein Triptan und an 15–18 Tagen entweder Ibuprofen oder ein Mischpräparat, das Acetylsalicylsäure, Paracetamol und Koffein enthält. Er hat das Gefühl, dass trotz der Behandlung, die Kopfschmerzen immer häufiger und schwerer werden.*

Wegen chronischer Rückenschmerzen betreibt er keinen Sport. Er leidet unter Bluthochdruck, der mit einem Kalziumantagonisten behandelt wird. Bedingt durch die Rückenschmerzen und die mangelnde Bewegung hat er deutlich an Gewicht zugenommen. Zudem leidet er unter Schlafstörungen.

Schließlich wechselte Alexander vom Hausarzt zu einer Neurologin. Diese klärte ihn über den möglichen Zusammenhang zwischen der häufigen Einnahme von Schmerz- oder Migränemitteln und der Zunahme der Häufigkeit der Migräneattacken auf. Er versucht daher die Tage, an denen er seine Migräneattacken mit Medikamenten behandelt, zu reduzieren. Das führte aber leider nicht zum Erfolg, da er an Tagen, an den die Migräneattacken nicht behandelt werden nicht arbeitsfähig ist. Die Neurologin überweist ihn daher in die Kopfschmerzsprechstunde einer neurologischen Klinik. Dort wird Alexander eine Behandlung mit Onabotulinumtoxin A empfohlen. Unter dieser Therapie kommt es tatsächlich zu einer Abnahme der Migränetage und der Tage mit Einnahme von Triptanen. Er erreicht allerdings nicht das angestrebte Ziel an weniger als zehn Tagen im Monat ein Triptan einzunehmen.

Alexander wird daher in das Kopfschmerzzentrum einer Universitätsklinik überwiesen. Die Ärzte dort diagnostizieren einen Dauerkopfschmerz durch Übergebrauch von Schmerz- oder Migränemitteln. Ihm wird ein Medikamentenentzug empfohlen, der dort in der Tagesklinik durchgeführt wird.

Während des Entzugs werden die deutlich verstärkten Kopfschmerzen mit einer intravenösen Gabe von Acetylsalicylsäure behandelt. Alexander bekommt noch für drei Tage Kortison. Nach vier Tagen hat er das Gefühl, dass die Entzugserscheinungen deutlich nachgelassen haben.

Das Therapeutenteam im Kopfschmerzzentrum stellt einen Behandlungsplan für Alexander auf. Dieser umfasst ein Stressbewältigungsprogramm und Entspannungsverfahren, Physiotherapie und Krafttraining zur Behandlung der chronischen Rückenschmerzen und eine Nahrungsumstellung zur Reduktion des Körpergewichts. Der Blutdruck wird jetzt mit einem Sartan behandelt anstelle des Kalziumantagonisten. Zusätzlich erhält Alexander, bei dem in der Vergangenheit schon vorbeugende Behandlung mit Betablockern, Flunarizin und Topiramat ohne Erfolg waren, eine Therapie mit einem monoklonalen Antikörper gegen CGRP. Innerhalb der nächsten drei Monate bessert sich die Migräne ganz deutlich und nach sechs Monaten hat Alexander nur noch an drei Tagen im Monat Migräneattacken, die er gut mit einem Triptan behandeln kann. Analgetische Mischpräparate werden nicht mehr benötigt.

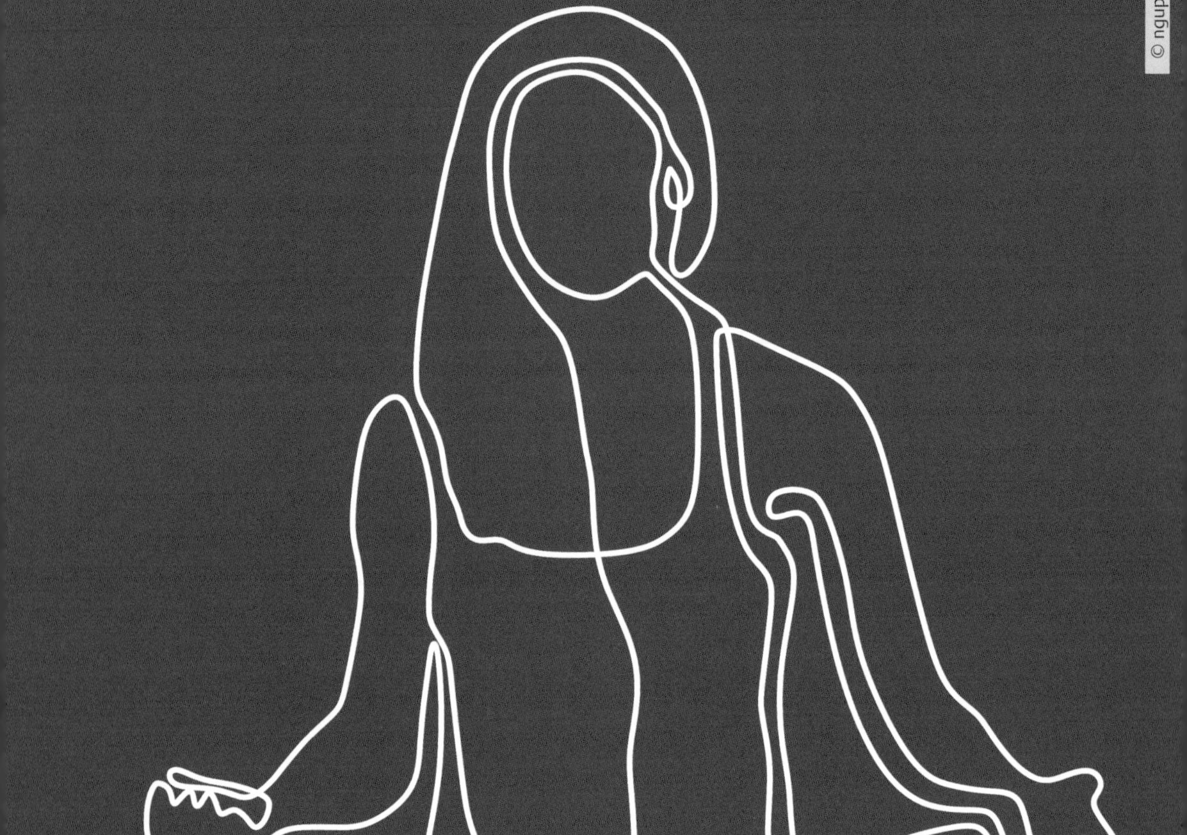

Vorbeugung ohne Medikamente

Es gibt eine Reihe von vorbeugenden Maßnahmen, die ohne Medikamente funktionieren können. Oftmals ist aber die Kombination mit Medikamenten der effektivere Weg.

Therapieempfehlungen

Neben Ausdauersport, Physiotherapie oder Entspannungsverfahren können auch die Ernährung und die Änderung des Lebensstils hilfreich sein, um die Migräne besser in den Griff zu bekommen.

Das Ziel der Anwendung von nicht medikamentösen Verfahren zur Migränevorbeugung ist es, eine Verringerung der Häufigkeit, Schwere und Dauer der Migräneattacken zu erreichen. Die medikamentöse Migräneprophylaxe sollte nach Möglichkeit nur so lange eingesetzt werden, bis die nicht medikamentösen Verfahren ihre Wirksamkeit erreicht haben. Bei vielen Patienten ist allerdings sowohl eine nicht medikamentöse wie auch eine medikamentöse Vorbeugung notwendig. Die Kombination der beiden Therapieansätze ist auch eindeutig wirksamer als eine rein medikamentöse oder eine rein nicht medikamentöse Vorbeugung.

Die wissenschaftliche Evidenz zur Wirksamkeit nicht medikamentöser Therapieverfahren ist geringer als der Wirksamkeitsnachweis der medikamentösen Therapieverfahren. Dies liegt daran, dass für die Erforschung der Wirksamkeit von nicht medikamentösen Verfahren weniger Geld zur Verfügung steht und die Studien geringere Patientenzahlen haben.

Bei den nicht medikamentösen Verfahren gilt das Grundprinzip, dass jeder Patient selbst wählen muss, welches Verfahren, welche Technik und welche Therapie passen. Hierbei müssen Begleiterkrankungen Berücksichtigung finden. Nicht medikamentöse Verfahren können beliebig kombiniert werden. Sie haben den Vorteil, dass sie keine oder minimale Nebenwirkungen haben. Viele der nicht medikamentösen Verfahren haben auch positive Auswirkungen auf die allgemeine Lebensqualität.

Vor dem Beginn der nicht medikamentösen Verfahren sollte allerdings jeder Betroffene eine gründliche Bestandsaufnahme machen, was sich im privaten und beruflichen Umfeld möglicherweise ändern lässt, um ein geregeltes und gesünderes Leben zu führen. Für einige schwer betroffene Patienten bedeutet dies auch, dass sie ihr bisheriges Leben praktisch auf den Kopf stellen und einen Neuanfang versuchen müssen.

Bei der Umsetzung nicht medikamentöser Verfahren gibt es noch ein weiteres wichtiges Prinzip: Eine kontinuierliche Umsetzung einer oder mehreren Therapien erfordert, dass diese nicht als belastend empfunden werden. Die nicht medikamentösen Maßnahmen sollten so in den Tagesablauf eingebaut werden, dass sie möglichst wenig stören. Ein weiteres wichtiges Prinzip ist, dass Aktivitäten wie Ausdauersport oder Entspannungsverfahren viel mehr Spaß machen, wenn sie mit anderen Menschen gemeinsam durchgeführt werden.

Ausdauersport

Ausdauersport hat eine vorbeugende Wirkung bei Migräne. Dabei sollte die Muskulatur dynamisch gefordert werden. Empfohlen wird eine Ausdauerleistung von ca. 30 Minuten mit kurzem Aufwärmen. Das Training sollte im optimalen Bereich der Fitness erfolgen. Es spielt keine Rolle, welchen Sport man betreibt. Wichtiger ist, dass man sich mindestens dreimal in der Woche 30 Minuten bewegt. Die Auswahl der Sportart sollte sich an persönlichen Vorlieben und der praktischen Umsetzbarkeit orientieren. Am praktikabelsten sind Joggen, Walking, Fahrradfahren und Schwimmen. Kampfsportarten (zum Beispiel Judo, Karate, Boxen) und Sportarten, die mit kurzfristiger maximaler Anstrengung einhergehen (z. B. Fußball, Squash, Tennis) sind deutlich weniger geeignet. Während der sportlichen Betätigung sollten Puls und Atemfrequenz regelmäßig und nicht zu hoch sein. Wenn Sie Anfänger sind, lassen Sie es langsam angehen.

Ausdauersport ist bei fast allen chronischen Schmerzen wirksam. Während einer sportlichen Betätigung werden Überträgerstoffe im Körper und im Gehirn ausgeschüttet, die sich positiv auf die Stimmungslage auswirken und die Schwelle für die Wahrnehmung von Schmerzen anheben. Außerdem unterdrückt Ausdauersport entzündliche Vorgänge im Körper und stabilisiert vegetative Funktionen.

Sofern ausreichend Platz vorhanden ist, kann ein Hometrainer vor einem Fernseher aufgestellt werden. Dadurch ist das Training weniger langweilig und die Motivation höher, ein entsprechendes Training jeden Tag durchzuführen. Es gibt auch zahlreiche Anleitungen im Internet für Fitnessübungen oder Fitnesstraining.

Physiotherapie

Bei vielen Menschen mit Migräne findet sich eine Verspannung der Nacken-, Schulter- und Rückenmuskulatur. Diese ist zwar nicht Ursache der Migräne, kann aber die Schwelle zur Auslösung einer Migräneattacke negativ beeinflussen. Übungen zur Kräftigung und Lockerung der entsprechenden Muskelgruppen lassen sich in wenigen Sitzungen mit dem Physiotherapeuten erlernen und dann selbstständig fortführen.

Entspannungsverfahren

Der therapeutische Nutzen von Entspannungsverfahren ist am besten wissenschaftlich belegt. Dabei spielt es weniger eine Rolle, für welches Entspannungsverfahren man sich entscheidet, als dass man motiviert ist, das entsprechende Verfahren täglich oder jeden zweiten Tag anzuwenden.

Am besten untersucht ist die progressive Muskelrelaxation nach Jacobson. Anweisungen dafür finden Sie im Internet (siehe Empfehlungen des Autors, Seite 115). Bei diesem Verfahren werden bestimmte Muskelgruppen in Gesicht, Nacken, Rücken und Bauch sowie Armen und Beinen nacheinander für 5–10 Sekunden angespannt und wieder entspannt. Die Dauer der Übungen liegt für Geübte bei 10 Minuten und bei Anfängern bei 15 Minuten. Die progressive Muskelrelaxation führt auch zu einer verbesserten Körperwahrnehmung. Sie hat zudem den großen Vorteil, dass sie auch im Sitzen und im Stehen durchgeführt werden kann. Damit lassen sich beispielsweise Wartezeiten in öffentlichen Verkehrsmitteln nutzen oder im Stau beziehungsweise langweilige Tätigkeiten am Schreibtisch sinnvoll ergänzen.

Wissenschaftliche Nachweise gibt es auch für die Wirkung von Yoga, Tai-Chi, Achtsamkeitstraining und Meditation. Autogenes Training ist kaum wirksam. Auch hier gilt, dass man sich die entsprechenden Techniken in Gruppenkursen oder im Internet aneignen und sie dann selbstständig anwenden kann. Sie können über die Homepage Ihrer Krankenkasse oder bei Ihrem zuständigen Sachbearbeiter erfragen, ob Ihre Krankenkasse Kurse zum Erlernen von Entspannungsverfahren anbietet oder die Kosten dafür übernimmt.

Stressbewältigungstraining

Stress und psychische Belastungen spielen eine ganz wichtige Rolle bei der Migräne. Dabei wirkt sich nicht nur der Stress selbst aus, sondern auch der Stressabfall, wenn man zur Ruhe kommt. Ein Stressbewältigungstraining kann durch einen professionellen Trainer vermittelt werden, wenn Sie das Gefühl haben, dass Stress erheblich zur Migräne beiträgt. In vielen Fällen reicht es aber aus, wenn man morgens zehn Minuten früher aufsteht und vor dem Frühstück den Tagesablauf vor dem inneren Auge vorbeiziehen lässt. Auf diese Weise kann man sehr gut identifizieren, bei welchen Tätigkeiten man sich selbst Stress macht. Man kann auch herausbekommen, welcher Stress von außen kommt, und überlegen, wie man diesen möglicherweise reduzieren oder sogar abbauen kann. Viele Menschen sind sehr ordentlich, pflichtbewusst und zielstrebig. Das kann aber auch in Zwänge und Überforderung führen. Sie haben dann beispielsweise Schwierigkeiten, Aufgaben und Wünsche, die an sie herangetragen werden, abzulehnen, da sie zu Recht der Meinung sind, dass sie am ehesten geeignet sind, das entsprechende Problem zu lösen oder die Aufgabe zu übernehmen. In diesem Zusammenhang ist auch ein regelmäßiger Tagesablauf mit Pausen wichtig. Da Migränepatienten häufiger ausfallen, haben sie oft das Gefühl, an guten Tagen, alles was liegen geblieben ist, aufzuholen zu müssen. Dieser zusätzliche Druck führt dazu, dass sie dann schnell wieder über ihre Grenzen gehen und die nächste Attacke riskieren. Hier ist es sehr wichtig, sich klarzumachen, dass man auch mit gezielten Pausen längerfristig mehr schaffen kann als mit Durchpowern bis zum Umfallen. Migräne ist eine neurologische Erkrankung, und Sie haben das Recht wie auch die Pflicht, sich auszukurieren wie bei jeder anderen schwer einschränkenden Erkrankung auch.

Psychotherapie

Eine Psychotherapie ist dann zu empfehlen, wenn neben der Migräne ausgeprägte Belastungssituationen sowie Begleiterkrankungen, wie eine Depression oder eine Angsterkrankung, bestehen. Bei Patienten mit einer chronischen Migräne mit oder ohne Übergebrauch von Schmerz- oder Migränemitteln sollte von einem Neurologen, Psychiater oder Psychotherapeuten geprüft werden, ob eine Psychotherapie helfen würde. Die Frage, ob eine Psychotherapie notwendig und erfolgversprechend ist, kann natürlich nur von einem Arzt oder einem Psychologen beantwortet werden. Am wirksamsten ist zur Prophylaxe der Migräne eine Verhaltenstherapie. Bei dieser Therapieform werden Probleme des privaten und beruflichen Alltags identifiziert, besprochen und Strategien für Veränderungen erarbeitet und umgesetzt. Tiefenpsychologische Verfahren eignen sich nicht zur Migränevorbeugung.

Änderung des Lebensstils

Für viele Migränepatienten bedeutet der Kampf gegen die Migräne eine grundlegende Änderung des Lebensstils. Dazu gehören regelmäßiger Ausdauersport, die Anwendung von Entspannungsverfahren, Stressbewältigung und eine gesunde Ernährung. Dies kann aber nur in Absprache und mit Unterstützung von Familie, Partner und Kollegen am Arbeitsplatz gelingen. Jeder Patient sollte sich realistische Ziele setzen und versuchen, diese innerhalb von 3–6 Monaten umzusetzen. Nicht medikamentöse Maßnahmen sind aber nur dann wirksam, wenn sie über längere Zeit und konsequent angewendet werden.

Ernährung

Ganz generell kann eine gesunde Ernährung mit viel Gemüse, Obst und dem Verzicht auf rotes Fleisch empfohlen werden. Bei den Studien zum Einfluss von Nahrungsmitteln auf die Migräne muss unterschieden werden zwischen der Vermeidung von identifizierten oder vermeintlichen Triggern von Migräneattacken und der Umstellung der Ernährung. Die meisten Patienten, bei denen bestimmte Getränke oder Nahrungsmittel eine Rolle als Migränetrigger spielen, haben diese bereits über ihr Tagebuch identifiziert und meiden sie üblicherweise. In 20 Studien zu Triggerfaktoren der Migräne war Alkohol und hier insbesondere Rotwein der häufigste Auslöser. Weitere Auslöser waren gepökeltes Fleisch, Wurstwaren, Käse, Trockenfrüchte und Zitrusfrüchte (Einzelheiten siehe, Seite 30). Wenn Sie sich unsicher sind, ob Nahrungsmittel eine Rolle spielen, tragen Sie in Ihr Kopfschmerztagebuch ein, was Sie gegessen oder getrunken haben.

Zucker und schnelle Kohlenhydrate sind gerade bei Migräne sehr kritisch. Zuckeraustauschstoffe wie Aspartam und Traubenzucker sollten aber auch gemieden werden. Alternativen, wie zum Beispiel Stevia, Xylit und Erythrit, sind besser verträglich, da sie den Blutzuckerspiegel kaum beeinflussen. Der glykämische Index ist ein Maß für die Wirkung eines kohlenhydrathaltigen Lebensmittels auf den Blutzuckerspiegel. Er zeigt zum Beispiel, dass ein gut gemeintes Glas hoch konzentrierter Fruchtsaft einen hohen Index hat und somit ähnlich wie ein Softdrink sehr schnell den Blutzucker zum Schwanken bringt, wenn es auf leerem Magen getrunken wird. Auch Weißmehl wird vom Körper schnell in Glukose umgewandelt und lässt somit den Zuckerspiegel schneller schwanken als zum Beispiel langkettige Kohlenhydrate wie Vollkornmehl oder Linsen.

Einige Migränestudien untersuchten spezifische Diäten. Es wurde ein positiver Effekt auf die Häufigkeit oder Schwere der Migräneattacken festgestellt. Dies war der Fall bei Diäten mit einem geringen Zuckeranteil, Diäten mit geringem Fettanteil, eine vegane Diät mit geringem Fettanteil, der ketogenen Diät und der DASH-Diät. DASH ist die Abkürzung für »Dietary Approaches to Stop Hypertension« (dietätischer Ansatz zum Stopp des Bluthochdrucks). Im Rahmen der DASH-Diät werden bevorzugt Obst, Gemüse, Vollkornprodukte, Nüsse sowie geringe Mengen an magerem Fisch und Fleisch verzehrt. Gemieden werden fettes Fleisch

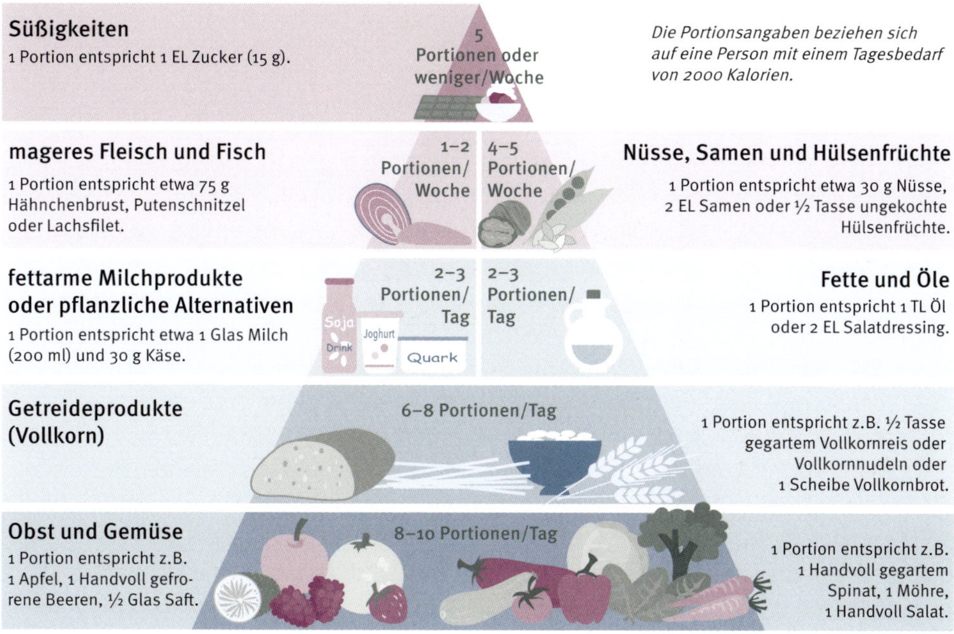

Lebensmittelpyramide bei einer DASH-Diät

und Milchprodukte, gezuckerte Lebensmittel sowie salzreiche Speisen.

Vier Studien untersuchten Diäten mit der Elimination vermeintlicher Allergene im Rahmen der Ernährung basierend auf einer IgG-Eliminationsdiät. Die Deutsche Gesellschaft für Ernährung e.V. sieht allerdings keine wissenschaftliche Grundlage für dieses Vorgehen.

Der wissenschaftliche Nachweis, dass bestimmte Diäten oder beispielsweise eine glutenfreie Ernährung die Migräne positiv beeinflussen, ist schwer zu führen. Eine gesunde Ernährung hat natürlich nicht nur Auswirkungen auf die Migräne, sondern verringert auch das Risiko von Herzinfarkt, Schlaganfall und Krebserkrankungen. Es gibt auch zunehmend Hinweise darauf, dass eine gesunde Ernährung in Verbindung mit Ausdauersport das Risiko, später im Leben an einer Demenz zu erkranken, reduziert.

Akupunktur

Es gibt nur wenige Therapien, die so umstritten sind wie die Akupunktur. Das liegt daran, dass eine ganze Reihe von wissenschaftlichen Studien gezeigt haben, dass eine Scheinakupunktur (bei der die Akupunkturnadeln beliebig gesetzt werden) genauso wirksam ist wie eine echte chinesische Akupunktur. Die Ergebnisse dieser Studien erklären auch, warum manche Krankenkassen die Akupunktur zur Behandlung der Migräne nicht erstatten. Man sollte diese Ergebnisse allerdings unter pragmatischen Gesichtspunkten betrachten. Bei etwa der Hälfte aller Menschen, die sich einer

Akupunktur unterziehen, kommt es zu einer Reduktion der Häufigkeit der Migräneattacken von 30–50%. Die Akupunktur hat fast keine Nebenwirkungen und unterscheidet sich damit von vielen medikamentösen Therapieansätzen. Wenn eine Akupunkturbehandlung mit 12–15 Sitzungen allerdings nicht wirkt, hat es keinen Sinn, diese Therapie fortzusetzen. Viele Patienten machen auch die Erfahrung, dass die Akupunktur nur bei der ersten Anwendung über 1–2 Monate wirkt und dann die Wirkung verloren geht. Ein zweiter Zyklus der Akupunktur ist dann leider häufig nicht mehr wirksam.

Biofeedback

Beim Biofeedback werden bestimmte biologische Signale, wie beispielsweise die Spannung der Schläfen- und Nackenmuskulatur, zurückgemeldet und die Patienten sollen lernen, diese Muskelspannung zu reduzieren. Ein anderer Ansatz ist, dass die Weite von Blutgefäßen der Kopfhaut rückgemeldet wird und die Patienten lernen sollen, diese Gefäße zu verengen. Das kann eine Auswirkung auf die Intensität der Kopfschmerzen bei Migräneattacken haben. Das Biofeedback ist allerdings apparativ außerordentlich aufwendig und erfordert 10–20 Therapiesitzungen von 30–45 Minuten Dauer. Gemessen daran sind die anderen nicht medikamentösen Therapieansätze deutlich weniger aufwendig und mindestens genauso wirksam. Das Biofeedbacktraining wird in den meisten Fällen nicht von den gesetzlichen Krankenkassen bezahlt.

Multimodale Therapie

Multimodal heißt, dass mehrere Therapieverfahren kombiniert werden. Bei schwer betroffenen Patienten, insbesondere Patienten mit chronischer Migräne und Übergebrauch von Schmerz- oder Migränemitteln sowie bei Patienten mit Begleiterkrankungen wie chronischen Rückenschmerzen, anderen chronischen Schmerzerkrankungen, Depression oder Angsterkrankungen, ist ein professioneller multimodaler Therapieansatz notwendig. In diesen Fällen arbeiten Ärzte, Verhaltenspsychologen, Physio- und Sporttherapeuten, Schmerztherapeuten und Vertreter anderer Disziplinen wie beispielsweise Psychiater, Internisten, Kieferorthopäden und Orthopäden zusammen. Es wird dann zunächst ermittelt, welche Erkrankungen und Begleiterkrankungen sowie Lebensumstände zu Chronifizierung der Erkrankung beigetragen haben. Danach wird ein Therapiekonzept erarbeitet, das auf die individuellen Möglichkeiten und Vorlieben des Patienten abgestimmt ist und dann umgesetzt wird. Dies erfordert eine umfangreiche Aufklärung und Schulung, die meist nur in Tageskliniken, spezialisierten Praxen oder Kopfschmerzkliniken erfolgen kann.

Blockieren der Hinterhauptnerven

Bei extrem häufigen Migräneattacken oder bei wiederholtem Status migraenosus (Migräneattacken, die länger als 72 Stunden anhalten) kann eine Blockade der Hinterhauptnerven durch ein Mittel zur örtlichen Betäubung in Kombination mit einer niedrigen Dosis Kortison eine vorübergehende Linderung bringen. Diese Therapie kann allerdings nicht regelmäßig durchgeführt werden und sollte Kriseninterventionen vorbehalten bleiben.

Neurostimulation

Es gibt eine Reihe von Verfahren, mit denen bestimmte Nerven oder Strukturen des Gehirns stimuliert werden. Am besten untersucht ist die Stimulation der Nerven, die im Bereich der Stirn austreten. Hierbei handelt es sich um den ersten Ast des Nervus trigeminus.

Das Cefaly-Gerät, das hierzu benutzt wird, sieht aus wie eine Krone und enthält Reizelektroden, die die entsprechenden Nervenaustrittspunkte stimulieren. Es kann sowohl zur Behandlung akuter Migräneattacken als auch bei täglicher Anwendung zur Migränevorbeugung angewendet werden. Wichtig ist hierbei gerade am Anfang, dass die Stimulation nicht zu stark eingestellt wird, da die Schmerzen sonst kontraproduktiv sind. Viel hilft nicht immer viel.

Ein experimenteller Ansatz ist die Magnetstimulation der Hirnrinde. Dieses aufwendige Verfahren ist nicht schmerzhaft, wird im Moment aber nur im Rahmen von Therapiestudien angewandt.

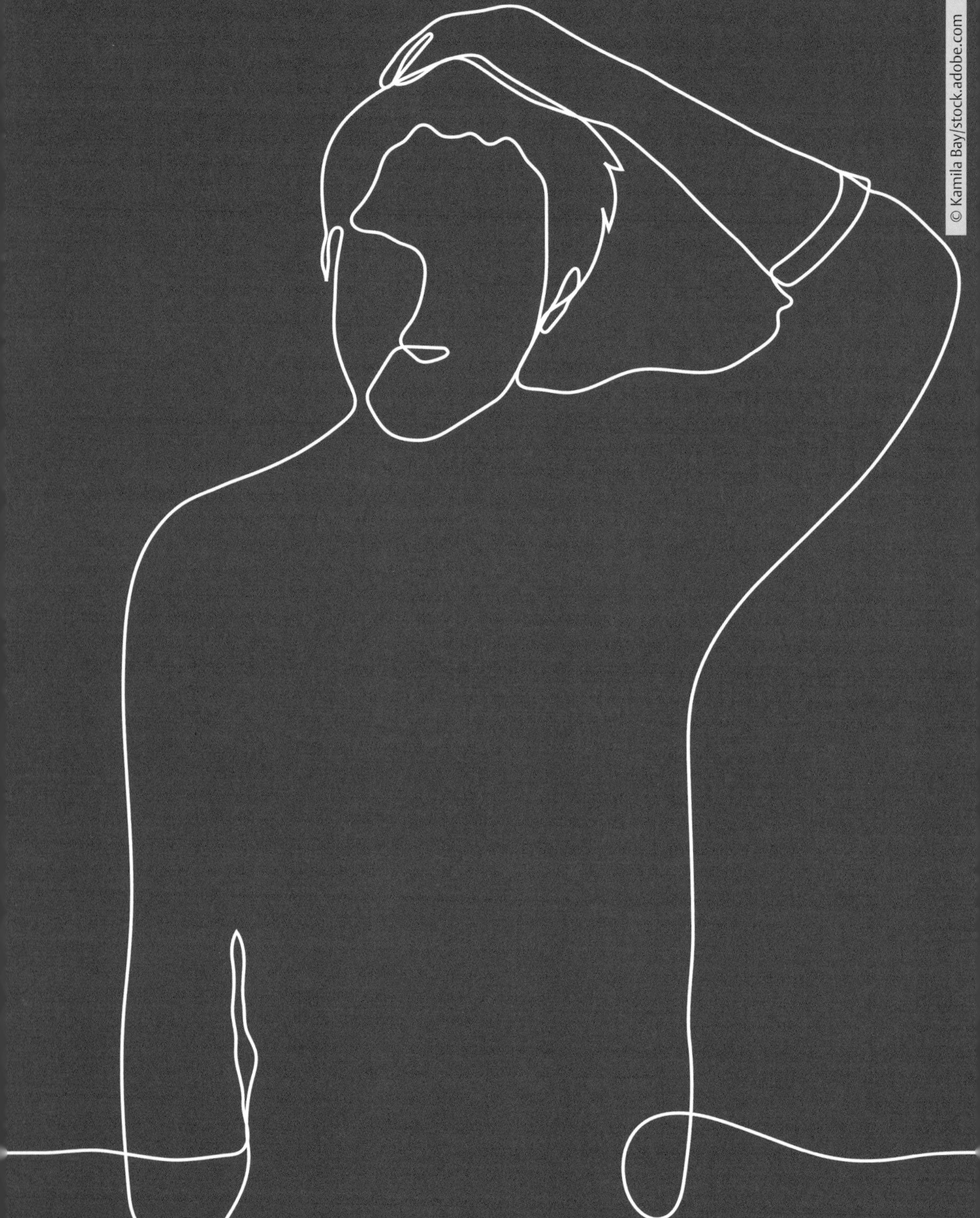

Nicht empfohlene Therapien

Der Wunsch, nichts unversucht zu lassen, ist verständlich. Doch bestimmte Verfahren können von vornherein ausgeschlossen werden.

Von Aromatherapie bis zu Vitaminen

Um nicht enttäuscht zu werden oder sinnlos viel Geld auszugeben, lesen Sie sich dieses Kapitel aufmerksam durch oder fragen Sie zu möglichen anderen Methoden Ihren Haus- oder Facharzt.

Menschen, die unter einer chronischen Erkrankung wie der Migräne leiden, neigen leider dazu, Therapieverfahren außerhalb des medizinischen Wissens anzuwenden. Häufig geschieht dies aus Verzweiflung, weil die Schulmedizin nicht oder nicht ausreichend helfen kann. Der Grundirrtum liegt aber häufig darin, dass Betroffene glauben, es gebe Möglichkeiten, die Migräne zu heilen. Da es sich um eine Erbkrankheit handelt, ist dies nicht zu erreichen. Es ist nur möglich, die Migräne positiv zu beeinflussen.

Im Folgenden werden einige Therapien aufgeführt, die für die Migräne propagiert werden, bei denen es aber keinen Beweis dafür gibt, dass sie wirksam sind, wobei manche der Therapien sogar mit deutlichen Risiken behaftet sind.

Chiropraktische Therapie Viele Menschen mit Migräne haben eine Verspannung der Nackenmuskulatur oder eine Bewegungseinschränkung der Halswirbelsäule. Teilweise kann eine sanfte Chirotherapie diese Beschwerden bessern. Dies hat aber keinen Einfluss auf die Migräne.

Corrugator-Chirurgie Diese Methode wird von einigen Schönheitschirurgen propagiert. Dabei wird ein kleiner Muskel im Bereich der Stirn an der Nasenwurzel entfernt. Dieser Eingriff ist nicht nur nicht wirksam, sondern stellt auch den Tatbestand einer Körperverletzung dar.

Entfernung von Amalgamfüllungen Amalgam hat nichts mit der Migräne zu tun. Deswegen ergibt es auch keinen Sinn, solche Füllungen zu ersetzen.

Frischzellentherapie Diese Verfahren sind zum Teil sehr risikobehaftet, da es zu allergischen Reaktionen kommen kann. Die meisten dieser Therapien sind in der Zwischenzeit verboten.

Gebisskorrektur und kieferorthopädische Verfahren Ein fehlgestelltes Gebiss kann zu Schmerzen im Bereich der Kiefergelenke und der Schläfenregion führen. Doch dies hat nichts mit Migräne zu tun. Eine kieferorthopädische Therapie kann die Schmerzen positiv beeinflussen.

Homöopathie Die Homöopathie wird häufig als alternative Methode zur Migränevorbeugung. Leider sind alle Studien negativ verlaufen.

Ozontherapie Es gibt keinen wissenschaftlichen Beweis der Wirksamkeit.

Psychoanalyse Die Psychoanalyse ist ein etabliertes Verfahren für eine ganze Reihe von psychischen Problemen. Sie ist allerdings zur Migränevorbeugung nicht wirksam. Unter den psychotherapeutischen Verfahren besteht ein wissenschaftlicher Beweis einer Wirkung bei Migräne nur für die Verhaltenstherapie.

Sanierung des Darms aufgrund vermeintlicher Pilzinfektion Pilzinfektionen treten nur bei Menschen auf, bei denen eine schwerwiegende und anhaltende Störung des Immunsystems besteht (z. B. während einer Chemotherapie). Es gibt keinerlei Zusammenhang mit Migräne.

Verschluss eines offenen Foramen ovale Etwa ein Viertel aller Menschen hat einen kleinen Kurzschluss zwischen den beiden Vorhöfen des Herzens. Diese Menschen leiden etwas häufiger unter einer Migräne mit Aura als Menschen, bei denen sich diese Verbindung nach der Geburt verschlossen hat. Es ergibt allerdings keinen Sinn, diesen Kurzschluss mit einem Verschlusssystem, das über einen Herzkatheter eingebracht wird, zu verschließen. Drei Studien haben keine Überlegenheit gegenüber einem Scheineingriff gezeigt.

Chronische Stimulation der beiden Hinterhauptnerven Bei diesem Verfahren, dass nur beim Clusterkopfschmerz hilft, werden Reizelektroden operativ auf den Nerv (Nervus occipitalis) aufgebracht und über ein unter die Haut eingepflanztes Reizgerät elektrisch stimuliert.

Es gibt darüber hinaus noch eine Reihe weiterer unwirksamer Verfahren, die nicht detailliert aufgeführt werden:

- Atlaskorrektur, Aromatherapie, Ayurveda, Augen-Laserakupunktur, Colon-Hydro-Therapie, Entfernung der Mandeln (Tonsillektomie), Entgiftungskur, Fußreflexzonenmassage, Heilfasten, Herdsanierung, hyperbare Sauerstofftherapie, Magnetfeldbehandlung, Neuraltherapie, Schamanische Heilung, Schüssler-Salz-Therapie, Schwermetallausleitung, Traditionelle Chinesische Medizin, Vitamine (außer B_2, Q_{10} und Magnesium).

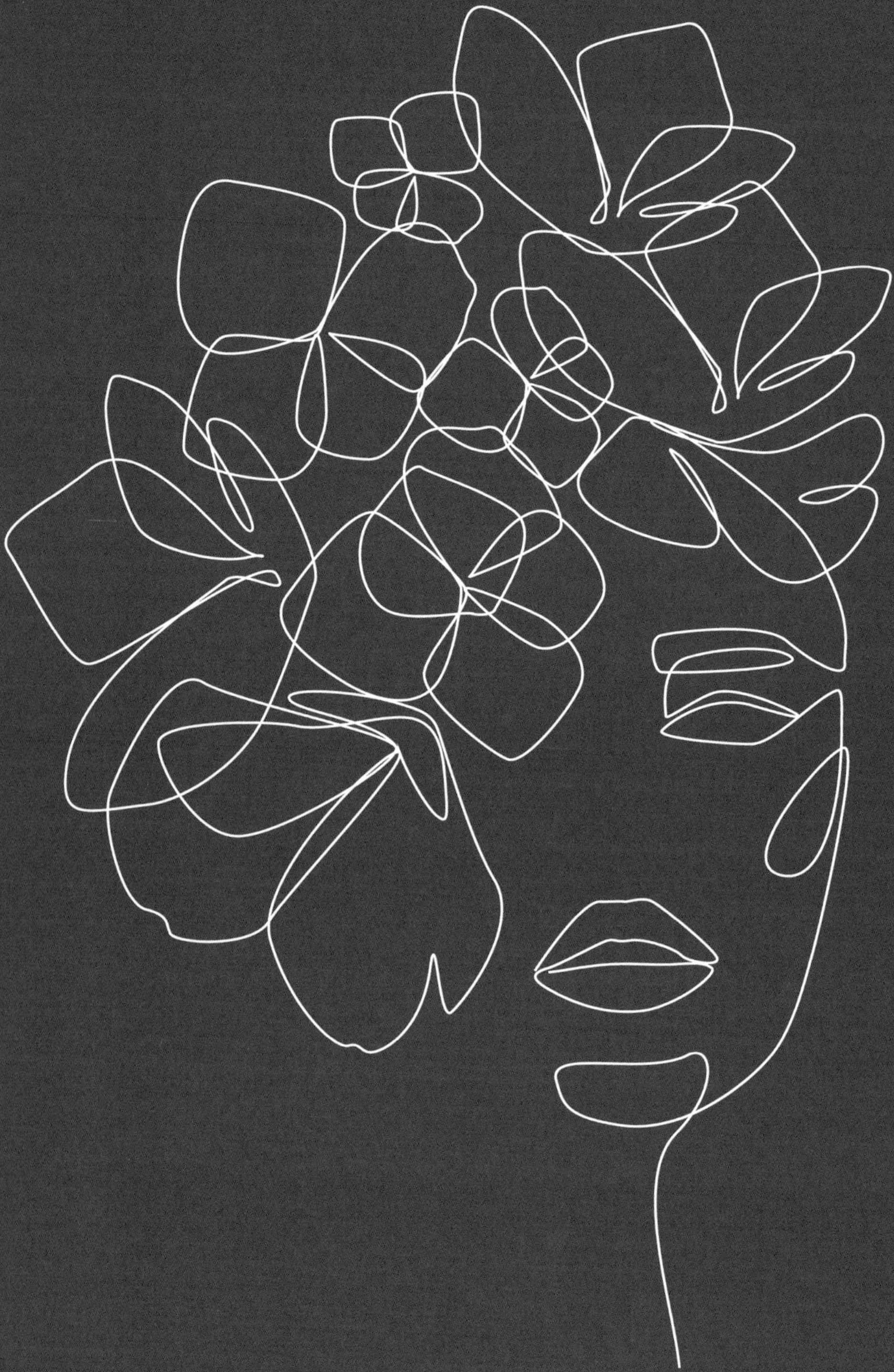

Mythen über die Migräne

Es gibt eine fast unübersehbare Zahl von Vorurteilen und Mythen im Zusammenhang mit der Migräne, die der Aufklärung bedürfen.

Was ist wahr und was ist falsch?

In diesem Kapitel sollen einige dieser Vorstellungen über die Migräne dargestellt und auf ihren Wahrheitsgehalt überprüft werden. Manche Dinge sind auch noch unerwiesen

Migräne ist eine reine Frauenkrankheit
Migräne ist bei Frauen häufiger als bei Männern und bei Mädchen häufiger als bei Jungen. Aber natürlich leiden auch Männer und Jungen an einer Migräne.

Migräne ist selten Das ist nicht wahr. Migräne ist die häufigste neurologische Krankheit. In Deutschland leiden etwa 14% aller Frauen und 8% aller Männer darunter. Die Häufigkeit der Migräne bei Kindern und Jugendlichen beträgt 4–6%.

Migräne ist immer halbseitig Tatsächlich ist der Kopfschmerz bei der Migräne häufig auf einer Seite des Kopfes. Es gibt aber auch durchaus Migräneattacken, bei denen der Kopfschmerz im ganzen Kopf zu spüren ist. Die Seite, auf der der Kopfschmerz auftritt, kann innerhalb einer Migräneattacke wechseln oder auch von Attacke zur Attacke.

Bei Migräne muss eine Kernspintomografie durchgeführt werden Wenn die Vorgeschichte eines Patienten ganz typisch für eine Migräne ist, wenn in der Familie bereits Migräne aufgetreten ist oder wenn der neurologische und internistische Befund normal sind, gibt es keine Notwendigkeit, eine Kernspintomografie durchzuführen.

Während der Migräneattacke sollte mit der Therapie gewartet werden, bis die Kopfschmerzen ihren Höhepunkt erreicht haben Diese Vorstellung ist falsch. Ein Schmerz- oder Migränemittel sollte dann eingenommen werden, wenn man sich sicher ist, dass es sich um eine Migräneattacke handelt und wenn der Kopfschmerz sich von »leicht« zu »mittelschwer« verschlechtert. Wartet man mit der Einnahme, bis der Kopfschmerz seinen Höhepunkt erreicht hat, sind die Schmerz- und Migränemittel häufig nicht mehr ausreichend wirksam. Sie müssen aber mit der Einnahme eines Triptans warten, bis die Aurasymptome abgeklungen sind.

Ursache der Migräne sind Veränderungen der Halswirbelsäule Migräneattacken können durchaus mit Nacken- und Hinterkopfschmerzen beginnen. Das hat aber nichts mit Bewegungseinschränkungen oder knöchernen Veränderungen der Halswirbelsäule zu tun. Deshalb ergibt es auch keinen Sinn, die Halswirbelsäule chiropraktisch behandeln zu lassen.

Alle Migränemittel haben furchtbare Nebenwirkungen Erfreulicherweise haben die meisten Medikamente zur Akuttherapie von Migräneattacken nur geringe oder keine unerwünschten Arzneimittelwirkungen. Bevor sie eingenommen werden, sollte allerdings der Arzt konsultiert werden, falls andere Erkrankungen zusätzlich zur Migräne bestehen oder wenn andere Krankheiten mit Medikamenten behandelt werden.

Migräne ist heilbar Es gibt im Internet etwa 40 Bücher, deren Autoren behaupten, dass sie Ratschläge und Empfehlungen geben können, wie die Migräne zu heilen ist. Da es sich bei der Migräne aber um eine Erbkrankheit handelt, ist diese Behauptung falsch. Man kann die Migräne durch eine gute Akuttherapie und eine vorbeugende Behandlung verbessern, aber nie vollständig heilen. Erfreulicherweise bessert sie sich aber häufig mit dem Alter jenseits des 50. Lebensjahres und bei drei Viertel aller Patienten heilt sie jenseits des 65. Lebensjahres spontan aus.

Heilpraktiker können die Migräne gut behandeln Migräne sollte grundsätzlich von einem Arzt behandelt werden. Die bevorzugten Ansprechpartner sind Hausärzte, Internisten, Neurologen und Schmerztherapeuten.

Handystrahlung führt zu Migräne Es gibt keinerlei Hinweise, dass die häufige Benutzung eines Handys zu Migräneattacken führt oder die Migräne verschlechtert.

Migräne kommt vom Wetter Es gibt tatsächlich Patienten, bei denen Wetterwechsel die Wahrscheinlichkeit, eine Migräneattacke zu bekommen, erhöht. Diesem Problem kann man allerdings nicht aus dem Weg gehen. Menschen, die aus der Alpenregion an die Nordsee gezogen sind, um dem Föhn zu entgehen, mussten dann leider feststellen, dass sich ihre Migräne doch nicht verbessert hat.

Fernsehen und Computerspiele verschlechtern Migräne An dieser Vermutung könnte tatsächlich etwas sein.

Große Studien an Kindern und Jugendlichen zeigten, dass es einen Zusammenhang gibt zwischen häufigem Bildschirmkonsum und geringer körperlicher Aktivität und einer Zunahme der Zahl von Kopfschmerztagen.

Migräne kommt durch falsche Ernährung zustande Es gibt einige Nahrungsmittel, die bei ausgewählten Patienten gelegentlich Migräneattacken auslösen können. Das kann man aber durch Führen eines Tagebuchs herausbekommen. Die Betroffenen merken dies dann selbst und meiden die entsprechenden Lebensmittel. Gesichert ist ein Zusammenhang zwischen dem Konsum von Alkohol, insbesondere Rotwein, und der Auslösung von Migräneattacken.

Es ist alles psychisch Über viele Jahrzehnte hinweg wurde Patienten mit Migräne unterstellt, dass es sich bei der Migräne um eine eingebildete Krankheit handelt. Dazu beigetragen hat auch die Darstellung der Migräne in der Literatur und in Filmen. Natürlich können psychische Belastungen und Stress eine vorbestehende Migräne verschlechtern und in Einzelfällen auch Migräneattacken auslösen. Es besteht aber keinen Zweifel, dass es sich bei der Migräne um eine organische Erkrankung des Gehirns handelt.

Übergewicht macht Migräne Bei der episodischen Migräne besteht kein Zusammenhang zwischen Körpergewicht und Migräne. Bei der chronischen Migräne ist es anders. Hier besteht tatsächlich ein Zusammenhang zwischen erheblichem Übergewicht und der Zunahme der Zahl der Migränetage. Daher sollten diese Patienten versuchen, mit Hilfe von strukturierten Programmen eine Gewichtsreduktion zu erzielen. Das Praktizieren von Diäten sollte aber vorsichtig betrieben werden, da diese die Migräne verschlimmern können.

Service

Weiterführende Literatur

Bartrow, Kay: **Schmerzfreier Nacken: Die besten Übungen gegen Verspannungen.** Stuttgart: TRIAS 2019

Fröhlich, Valentin: **Heilsame Bewegung bei Fibromyalgie, Rheuma und chronischen Schmerzen.** Stuttgart: TRIAS 2021

Gupta, Hedwig H.: **Schmerzfrei durch Yoga.** Stuttgart: TRIAS 2021

Müller, Fritz: **Die 50 besten Kopfschmerzkiller.** Stuttgart: TRIAS 2018

Schäfer, Benjamin: **Kopfschmerzen und Migräne. Das Übungsbuch: Vorbeugen, entspannen, Schmerzen lindern.** Stuttgart: TRIAS 2017

Wolf, Karin: **Entspannungsübungen bei Kopfschmerzen und Migräne.** Audiobook (CD). Stuttgart: TRIAS 2020

Glossar

Aura neurologische Reiz- und Ausfallserscheinungen vor Auftreten der Kopfschmerzen

Betarezeptorenblocker Medikamente, die bestimmte Rezeptoren im Körper blockieren und so den Blutdruck senken

Calcitonin Gene-Related Peptide (CGRP) Botenstoff in Form eines Eiweißkörpers, der bei Migräneattacken freigesetzt wird

chronische Migräne Migräne oder Kopfschmerzen an 15 oder mehr Tagen im Monat

Computertomografie Schichtaufnahmen des Kopfes und des Gehirns mit Röntgenstrahlen

COPD chronisch obstruktive Lungenerkrankung

Diabetes mellitus Zuckerkrankheit

Dura Hirnhaut

episodische Migräne Migräne oder Kopfschmerzen an weniger als 15 Tagen im Monat

Glaukom grüner Star, Druckerhöhung im Auge

Kernspintomografie Schichtaufnahmen des Kopfes und des Gehirns mit Magnetfeldern

Liquor Nervenwasser

lysiniert Arzneimittel in einer Form, die sich rasch auflöst

monoklonale Antikörper Antikörper, die sich gegen ein Molekül oder einen Rezeptor im Körper bilden

Morbus Raynaud Erkrankung mit Verkrampfung der Blutgefäße bei Kälte (z. B. weiße Finger)

Nervus occipitalis Hinterhauptnerv

Nervus trigeminus Gesichtsnerv

nicht steroidale Antirheumatika Schmerzmittel, die kein Kortison enthalten

Ödem Flüssigkeitsansammlung im Gewebe

Opioide Morphiumabkömmlinge (z. B. Tramadol)

Placebo Scheinmedikament ohne Wirkstoff

Probiotika Kleinstlebewesen wie Laktobazillen oder Bifidobakterien

Prodromalphase Phase vor Beginn einer Migräneattacke

retardiert Arzneimittel wird langsam freigesetzt und wirkt lange

selektive Serotonin-Wiederaufnahmehemmer Gruppe von Medikamenten zur Behandlung bei Depression

Suppositorium Zäpfchen

Trigger Auslöser, Auslösefaktoren

Triptan spezielles Migränemittel

Stichwortverzeichnis